動脈硬化や脂質異常症を予防・改善

かんたん！
血液サラサラメニュー

監修　則岡孝子（管理栄養士）

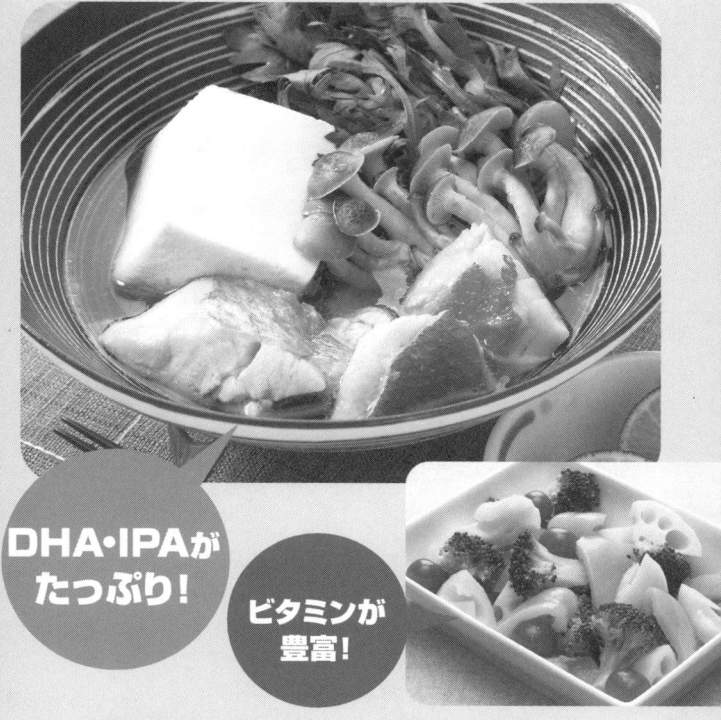

DHA・IPAが たっぷり！

ビタミンが 豊富！

血管を強くする！　内臓脂肪を減らす！

同文書院

はじめに

「血液ドロドロ」。聞いただけでいかにも体に悪そうな響きです。目で見てよくわかる例として、採取された血液を人工の関門（人間の毛細血管によく似た極細の通路）に通すという実験の様子を雑誌やテレビでご覧になった方も多いかもしれません。顕微鏡で見ると、ドロドロ血液はなかなか関門を通り抜けられません。いったいこれは、何を意味するのでしょうか？

まず、動脈についていえば、血液に含まれている新鮮な酸素や栄養が、体のすみずみに届きにくくなっている。そして、静脈については、体内の老廃物が運ばれにくくなっている、ということです。いかにも、体の老化が進みそうな状態でしょう？

老化といえば、ドロドロ血液によって血管もどんどん衰えていきます。血管の壁が、ドロドロ血液によってボロボロに傷ついてしまうのです。これがよくいわれる「動脈硬化」です。

さらにドロドロ血液では、全身になかなか血

が回らないため、血圧が高くなります。弱まった血管に高い血圧。血管がつまったり、破裂したりして、恐ろしい脳卒中や心筋梗塞の起こる確率はグンと高まってしまいます。

　ドロドロ血液になってしまう原因には運動不足や水分不足、ストレスなどが挙げられます。でも、もっとも大きな要因は、毎日の食生活にあります。食事が偏っていると、サラサラ血液は絶対に作れません。サラサラ血液に必要な食品をバランスよく食べることが、血液の質をよくします。サラサラ血液で血流がアップすれば、生活習慣病とは無縁でいられるのです。

　本書では、主食や主菜からデザートまで、サラサラ血液になるためのレシピがいっぱいです。これらのレシピはすべて栄養のバランスを計算していて、しかも組み合わせが自由です（おすすめの組み合わせも紹介しています）。また、調理法もなるべくシンプルなものにして、簡単で満足できる一皿、一皿にしました。

　みなさんがいつまでも楽しく健康で食卓を囲めるための一冊になれば、こんなにうれしいことはありません。

監修　則岡孝子

もくじ

はじめに ······················· 2
もくじ ························ 4
この本の使い方 ·················· 6
「血液サラサラ」「ドロドロ」とは？ ······ 8

●めん・ごはん ················· 17
- 玄米のカレーピラフ ············· 18
- 大豆入り玄米雑炊 ··············· 20
- おろしそば ··················· 22
- トマトとアンチョビのスパゲティ ··· 24
- もう1品！
  - トマトサラダ／小松菜のからしあえ ··· 26

●魚介・肉のおかず ··············· 27
- きんめだいのちり蒸し ············ 28
- あじのコチュジャン煮 ············ 30
- さんまの塩焼き めかぶあえ ········ 32
- さばのごまみそ煮 ··············· 34
- さけとトマトのホイル焼き ········· 36
- まぐろ山かけサラダ ·············· 38
- いかとセロリのマスタードあえ ······ 40
- かきとはくさいの煮物 ············ 42
- ささ身の蒸し焼き きのこソース ····· 44
- 豚肉と野菜の蒸し煮 ·············· 46
- 豚肉のねぎみそ焼き ·············· 48
- もう1品！　たまねぎのおかかあえ／
  - 春菊と焼きしいたけのおろし酢 ····· 50

●野菜のおかず ·················· 51
- かぼちゃとツナのレンジ蒸し ······· 52
- ほうれんそうのナッツサラダ ······· 54
- 小松菜の麻婆ソース ·············· 56
- ブロッコリーとわかめのねぎオイルあえ ··· 58
- 春菊とだいこんのサラダ ·········· 60
- にんじんのナムル風 ·············· 62
- だいこんのかにあんかけ ·········· 64

たまねぎとオクラのぽん酢あえ ……………… 66
　　れんこんといろいろ野菜のマリネ …………… 68
　　もう1品！
　　　だいこんとしそのサラダ／にらのおひたし …… 70
●そのほかのおかず …………………………………… 71
　　さといもとねぎの煮物 ………………………… 72
　　長いもとかにのゆずサラダ …………………… 74
　　いろいろきのこの蒸し物 ……………………… 76
　　しいたけのガーリックソテー ………………… 78
　　まいたけと水菜のおひたし …………………… 80
　　ひじきと野菜のサラダ ………………………… 82
　　大豆とねぎの中華風あえ物 …………………… 84
　　豆腐の豆乳鍋 …………………………………… 86
　　グレープフルーツの酢の物 …………………… 88
　　もう1品！　焼きパプリカのマリネ／
　　　モロヘイヤの中華風おひたし ………………… 90
●汁物・スープ ………………………………………… 91
　　ほうれんそうとたまねぎのミルクスープ …… 92
　　こんにゃくのみぞれ汁 ………………………… 94
　　さつまいもとねぎのみそ汁 …………………… 96
　　ミックスきのこのミルクみそ汁 ……………… 98
　　いわしのつみれ汁 ……………………………… 100
　　もう1品！　トマトの白あえ　ヨーグルト風味／
　　　ひじきのマリネ ………………………………… 102
●デザート ……………………………………………… 103
　　キウイフルーツのヨーグルトあえ …………… 104
　　焼きバナナ ……………………………………… 106
　　蒸しりんご ……………………………………… 108
　　もう1品！　海藻サラダ／じゃがいもの煮物 …… 110

付録・食品別栄養成分 ………………………………… 111
「血液サラサラ」にする食習慣のポイント ………… 129
調味料などに含まれるエネルギー量・食塩量一覧 … 138
標準体重・適正エネルギー量の求め方 ……………… 140

この本の使い方

　血液をサラサラにするには、「適度な運動をする」ことや「ストレスをためない」ことと並んで、「バランスのよい食生活を送る」ことが大切ですが、そのポイントとしては次のようなものが挙げられます。
①適正エネルギーを守る
②穀類と野菜が中心の食事をする
③たんぱく質は適量を選んでとる
④脂質・糖質は適量を選んでとる
⑤減塩を心がける

　これらを踏まえ、本書では血液をサラサラにする効果がある食品を中心としたメニューを作成しました。ご活用にあたっては、以下の点に配慮して献立を選ぶとよいでしょう。

●各メニューごとのエネルギー量、脂質、総コレステロール、食物繊維、食塩相当量がひと目でわかるようになっています。1日に必要な量は次のとおりです。
　脂質：エネルギーの20〜25％（脂質g×9＝kcal）

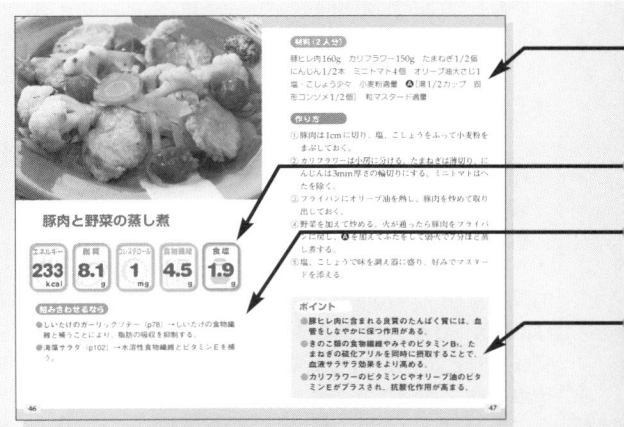

総コレステロール：男性750mg未満、女性600mg未満
（ただし、血液をサラサラに保つには300mgを目標に）
食物繊維：100kcalにつき1g
食塩相当量：男性10g未満、女性8g未満

●1日に必要なエネルギー量は、140ページの説明を参考に、適正体重、身体活動レベルなどを加味して算出し、摂取の目安としてください。病気治療中の方（とくに合併症をおもちの方）は、必ず、医師の指示にもとづいてエネルギー制限を行ってください。

【レシピについて】
・材料はすべて2人分ですが、栄養量の数値は1人分です。
・栄養量の数値は、「五訂日本食品標準成分表」を参考に算出しています。
・材料のうちg表記のものは、可食部（骨や殻などを除いた、食べられる部分）の分量で示しています。
・1カップ=200cc、大さじ1=15cc、小さじ=5ccです。
・材料の部分に、「油」とだけ記載されているときは、植物油であれば何でもかまいません。また、「だし汁」もお好みの和風だしを使用してください。

■ 材料はすべて2人分の分量です。調理時間についても2人分の時間ですが、3～4人分でもそれほど変わりません。これを目安とし、火力、調理器具などによって加減してください

■ エネルギー量、脂質、総コレステロール、食物繊維、食塩相当量は、すべて1人分の数値です

■ 栄養バランスのよい組み合わせ例をご紹介しました。

■ このメニューのどんなところが「血液サラサラ」に役立つのか、変更できる食品などをご紹介しています

「血液サラサラ」「ドロドロ」とは？

　血液は、私たちの体に欠かすことのできない栄養や酸素を運搬するという、大変重要な役割を果たしています。血液が滞ることなく、血管内をサラサラと流れれば、全身に十分な栄養や酸素が供給されて、健康を維持することができます。

　しかし、脂質や糖質の増加によって、血液が粘度の高い「ドロドロ」の状態になると、血管壁が傷ついてボロボロになったり、血管がつまりやすくなって、血液がスムーズに流れなくなります。

　血液がドロドロになると血流が悪くなり、血流が悪くなれば栄養や酸素が十分に行き渡らなくなって、結果的にさまざまな病気を引き起こすことになります。日本人のおもな死亡原因とされる心疾患、脳血管疾患のような重篤な疾患も、血液のドロドロ化が原因で引き起こされることが大変多いのです。血液をサラサラにすることは、深刻な病気から身を守るための、とても重要なポイントなのです。

血液の働きと構造

●血液の働き

　人間の体は、約60兆個もの細胞からできているといわれています。これらの細胞のひとつひとつは、脳細胞以外のほとんどは古くなれば新しく生まれ変わる「新陳代謝」をくり返しながら、各臓器や組織の役割

を果たし活動し続けています。

　血液は、こうした細胞の活動に必要な栄養や酸素を供給するばかりでなく、不要になった老廃物や二酸化炭素を引き受ける働きもしています。いってみれば、血液は必要な物を運び込む宅配便と、不要な物を処理するゴミ収集車の役目とを、同時に担っているというわけです。私たちの命は、こうした血液の循環によって支えられているといっても過言ではないのです。

●血液の成分

　今度はもう少し詳しく、血液の成分別にその働きを見てみましょう。

　血液は、55％の血漿（液体成分）と、45％の血球（有形成分）からできています。血漿の約90％は水分で、残りはアルブミン、グロブリンなどのたんぱく質、それに糖質や脂質、塩類などが含まれています。血漿のおもな働きは、栄養分や二酸化炭素の運搬、それに血圧調整や免疫に携わる役目などを果たします。

　一方、血球のほうは、約90％を占める赤血球のほか、白血球、血小板などが含まれています。赤血球は肺で酸素を取り込んで全身に運搬する働きをし、白血球はウイルスや細菌から身を守ったり、免疫や抗体に関わる働きを担っています。また、血小板は血管の傷ついた部分に集まって血栓という固まりを作り、傷口を止血・修復します。

　血液中に脂質や糖質が増えると、血液が粘度を増すばかりでなく、赤血球を硬くしたり赤血球同士がくっつきやすくなって、血液の流れを悪くします。また、

血液中の水分不足によって赤血球の割合が増加することも、血液をドロドロにする原因になります。

● **血管の作り**

次に、血液の通り道である血管について見てみましょう。血管は、動脈、静脈、そしてこのふたつをつなぐ毛細血管の3種類に分けられます。まず、動脈は心臓から細胞に栄養や酸素を送る働き、先の例でいえば、必要な物を運び込む宅配便の通り道の役割を果たし、静脈は二酸化炭素や老廃物を引き受け心臓へ戻すゴミ処理収集車の通り道の役目を果たします。両者の役割はまったく異なりますが、血管の構造は基本的に同じで、どちらも外膜、中膜、内膜の3層から成り立っています。

血管のもっとも外側に位置する外膜は、内膜や中膜に比べて硬い繊維組織でできていて、おもに血管を保護する役割を果たします。また中膜は平滑筋という筋肉でできていて、血管に弾力性を与えます。そしていちばん内側にある内膜は内皮細胞からなり、血管から血管壁へ栄養分などが移動するのを防いだり、血液がスムーズに流れるよう調整する働きがあります。

しかし、血液がドロドロになると内皮細胞が傷つけられ、その傷口からさまざまな物質が入り込んでしまいます。その結果、血管壁にこぶができて血管の内腔が狭められたり、血管自体が弾力を失ってもろくなったりします。

ちなみに、毛細血管は内皮細胞1層からできており、外側にある組織液と酸素や栄養のやり取りをする役割

を果たしています。

■なぜ血液がドロドロになるのか■

血液がドロドロになる原因として、次のような物が挙げられます。

●血液中の脂質の増加

血液中には、コレステロールや中性脂肪などの脂質が含まれています。これらは、液体成分である血漿のなかに溶けており、こってりした物や油っこい物をとり過ぎると、血漿に含まれる脂質が増加します。その結果、血漿の濃度が高くなり、血液がドロドロの状態になってしまうのです。

また、増加した脂質は、赤血球や白血球の表面を覆っている膜を硬くし、赤血球や白血球がもつ変形能（狭い血管を通り抜けるために、形を自在に変化させる力）を低下させてしまいます。そのため、血液がスムーズに流れなくなってしまうのです。

●血液中の糖質の増加

ごはんやパン、めん類などに含まれる炭水化物は、体内でブドウ糖に分解されたのち、膵臓から分泌されるインスリンという物質によって、エネルギーに変えられます。炭水化物をとり過ぎると、インスリンの働きが追いつかなくなり、ブドウ糖からエネルギーに変換される働きが低下します。その結果、エネルギーに変換しきれなかったブドウ糖が、血液中にどんどんたまってしまいます。過剰になった糖質は、脂質同様、赤血球を硬くすると同時に、赤血球同士をくっつきや

すくし、血液の流れを悪くします。
● **血液中の水分の不足**

　前述のように、血液の55％は、液体成分からなる血漿であり、血漿の90％は水分でできています。このため、水分が十分に摂取されなければ血液中の水分も十分でなくなり、血漿の濃度が高くなります。血液をサラサラに保つためには、水分の補給も重要なポイントなのです。

● **喫煙、運動不足などの生活習慣**

　血液をドロドロにしてしまう原因は、食事だけではありません。たとえば、喫煙は中性脂肪を増やしたり、血液をドロドロにする活性酸素を増加させます。また、運動不足は、悪玉コレステロールを増加させて血液のドロドロ化を促進します。このほか、過剰なストレス、睡眠不足も血液をドロドロにする原因として見逃せません。

★血液のドロドロ化を抑える3つのポイント

1. 食生活の改善（脂質・糖質を控える）
2. 水分摂取
3. 生活習慣の改善（運動・喫煙など）

こんな人は「血液ドロドロ」になりやすい！

● **高脂肪食、肉食が中心**

　コレステロールや中性脂肪などの増加は、血液をドロドロにする大きな原因ですが、とりわけ注目すべきなのがコレステロール。

コレステロールには2種類あり、細胞へコレステロールを運ぶ働きをするLDLコレステロールと、余分なコレステロールを取り除く働きをするHDLコレステロールとがあります。どちらも重要な役割を果たしますが、結果的にLDLはコレステロールを蓄積させるので「悪玉コレステロール」、不要な物を除去するHDLは「善玉コレステロール」と呼ばれます。

　油っこい料理、脂肪が多く含まれた食品は、いうまでもなくコレステロールを増加させますが、なかでも、悪玉コレステロールを増やす動物性脂肪は要注意。肉食中心の食生活は、血液ドロドロになりやすいといえるでしょう。

●食べ過ぎ、肥満気味

　高脂肪、肉食に並んで、食べ過ぎによる肥満も血液をドロドロにします。必要なエネルギー量を超えた食生活を続けていると、中性脂肪が増加すると同時に悪玉コレステロールも増加してしまいます。また、脂質ばかりでなく、糖質やたんぱく質のとり過ぎもコレステロールの合成を促し、血液のドロドロ化が進んでしまいます。正しいエネルギー摂取を心がけることは、「血液サラサラ」の基本です。

●アルコール、菓子類が好き

　適度のアルコールは、消化吸収を高めたり血行をよくする効果に加え、善玉コレステロールを増やすといわれますが、過剰に摂取すれば中性脂肪、悪玉コレステロールを増加させます。

　また、糖質や脂質を多く含む菓子（ケーキ類など）

も、食べ過ぎれば血液をドロドロにします。

●**30代以上の男性、閉経後の女性**

　男性は、30代になると中性脂肪やコレステロール値が高くなりやすいといわれます。また、女性は閉経に伴ってエストロゲンという女性ホルモンの働きが低下するため、コレステロール値が高くなる傾向があるのです。また、閉経後は新陳代謝の働きが急激に低下して肥満になりやすく、血液がドロドロになりやすいのです。

　このほか、遺伝的な要因、服用している薬剤などによってコレステロール値が高くなることもありますので、定期的な健康診断によって自己管理する心がけが大切です。

血液ドロドロから起きる「動脈硬化」

　体に有害であるのはLDL、すなわち「悪玉コレステロール」であると申し上げましたが、実をいうと、悪玉コレステロールそのものは有害ではありません。本当に有害なのは、悪玉コレステロールが酸化されて作られる酸化LDL。この酸化LDLを作り出す物質を「活性酸素」といいます。

　活性酸素は、体内に取り入れられた酸素の一部で、さまざまな物と結びついて酸化現象を起こし、私たちの体に病気や老化をもたらします。

　活性酸素は血液中のLDLと結びついて酸化LDLを作り出し、血管壁を傷つけて血管の奥へと侵入します。すると、酸化LDLを異物と見なした血液中の貪食細

胞（マクロファージ）が、異物除去のために酸化LDLを食べて、血管壁の清掃作業を行います。しかし異物である酸化LDLが多いと、マクロファージは膨れ上がって泡沫細胞となり、パンクしてしまいます。その結果、血管内壁に粥状のこぶができ、血管内腔を狭くして血流を悪くするのです。

しかも、その傷ついた部分は、血小板による修復作業が施された結果、肥厚して硬くなり、弾力性を失った状態になってしまいます。このように、血管が傷ついてもろくなることを「動脈硬化」といいます。ドロドロ血液のもっとも恐ろしい点、それは、この動脈硬化を引き起こすことにあるのです。

■動脈硬化からこんな病気になる■

では、動脈硬化になると、具体的にどのような病気が懸念されるのでしょうか。

心筋梗塞：心臓の筋肉を取り巻く冠動脈で動脈硬化が進行した結果、心臓に酸素や栄養が行き届かなくなって起きる。

脳梗塞：脳の小さな動脈で動脈硬化が進行して起きる。脳梗塞には、脳で血栓ができて血管がつまって起きる「脳血栓」と、心臓など脳以外の場所でできた血栓が脳に運ばれて起きる「脳塞栓」がある。

脳出血：動脈硬化が悪化したために、脳の血管が破れて出血する。脳のなかに血腫ができるため、ほかの脳組織が破壊されていく。

クモ膜下出血：おもに脳動脈瘤の破裂によって、脳の

外側を覆うクモ膜と、その内側に位置する軟膜の間で出血する。

大動脈瘤：大動脈の壁が、動脈硬化の進行によって部分的に弱くなり、そこが血圧によってこぶのように膨れること。胸部や腹部の大動脈に発生し、こぶが大きくなると破裂して大出血を起こすこともある。

このように、動脈硬化が進行すると、重度の後遺症が残ったり死に至ったりする、重篤な病気を引き起こす可能性が高くなります。

ドロドロ血から起きる「メタボリックシンドローム」

血液ドロドロが進行すると、血液中のみならず、内臓にも脂肪が蓄積し、肥満、高血圧、糖尿病、脂質異常症といった生活習慣病を引き起こすことになります。内臓脂肪の蓄積によって、いくつかの生活習慣病をあわせ持った状態を「メタボリックシンドローム（内臓脂肪症候群）」といいます。

メタボリックシンドロームの判定（厚生労働省）では、腹囲が男性85cm以上、女性90cm以上で、かつ、1）血圧　収縮期血圧130mmHg以上、拡張期血圧85mmHg以上、2）血糖　ヘモグロビンA1C値5.5％以上、3）血中脂質　HDLコレステロール値40mg/dL未満、のうちふたつ以上にあてはまる人を「強く疑われる者」、ひとつの場合を「予備群」と定めています。平成18年の調査（厚生労働省）では、40〜74歳男性の半数、女性の5人に1人が「強く疑われる者または予備群」であることがわかっています。

めん・ごはん

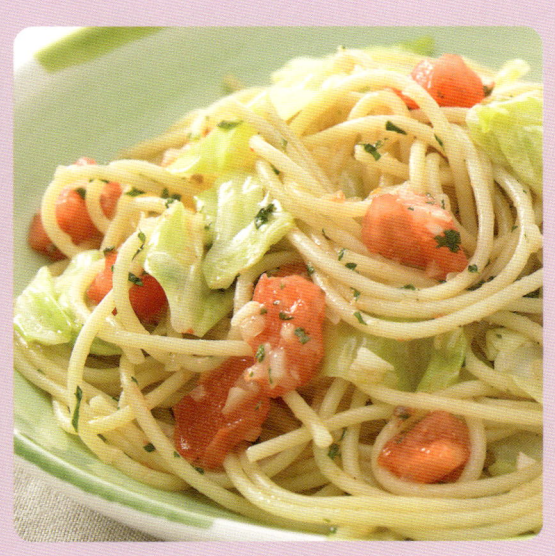

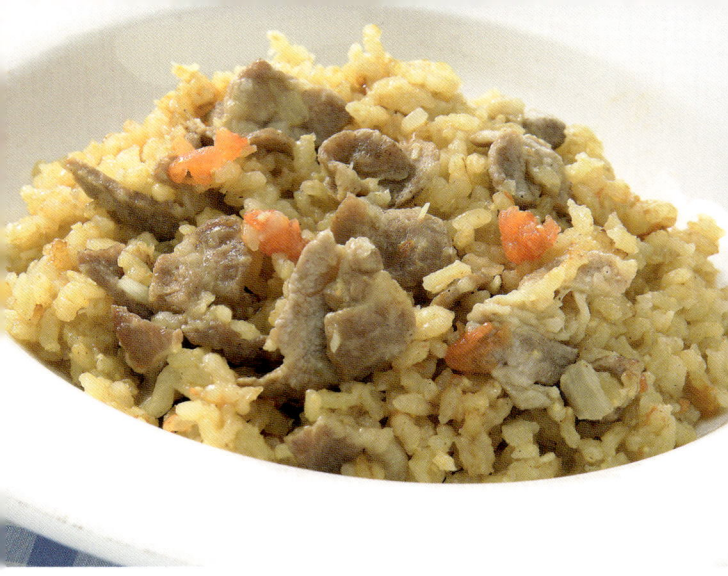

玄米のカレーピラフ

エネルギー	脂質	コレステロール	食物繊維	食塩
469 kcal	13.2 g	33 mg	4.1 g	1.4 g

組み合わせるなら

- ブロッコリーとわかめのねぎオイルあえ（p58）→ブロッコリーの食物繊維やβ-カロテンを追加する。
- にらのおひたし（p70）→にらに含まれる硫化アリルが、豚肉のビタミンB_1の働きを促進する。

材料（2人分）

玄米1カップ　豚肩薄切り肉100g　たまねぎ小1/2個　トマト1/2個　にんにく1片　塩・こしょう少々　油大さじ1　❹[水1·1/3カップ　固形コンソメ1/2個　ワイン（白）大さじ1　カレー粉小さじ1/2　こしょう少々]

作り方

① 玄米は洗って、1〜2時間水にひたしておく。
② 豚肉は一口大に切り、塩、こしょうをふる。
③ たまねぎとにんにくはみじん切りにする。
④ トマトは湯むきにし、種を除いてざく切りにする。
⑤ 玄米をざるに上げ、水をきる。フライパンに油を熱し、玄米と❷〜❹を入れて軽く炒める。
⑥ ❺に❹を加え、炊飯器で炊く。炊き上がったら20分ほど蒸らす。

ポイント

- **玄米にはビタミンや食物繊維がたっぷり。これに抗酸化力の強いカレー粉を組み合わせることで、血液サラサラパワーがアップする。**
- **豚肉の良質なたんぱく質には、血管を強くしなやかにする作用がある。また、にんにくやたまねぎなどアリシンを含む食品を組み合わせると、ビタミンB_1の吸収が高まる。**
- **たまねぎに含まれる硫化プロピルは、血液をサラサラにしてコレステロールや中性脂肪を減らしたり、血圧を下げる作用がある。たまねぎを切って15分以上おいてから調理すると効果がアップ。**

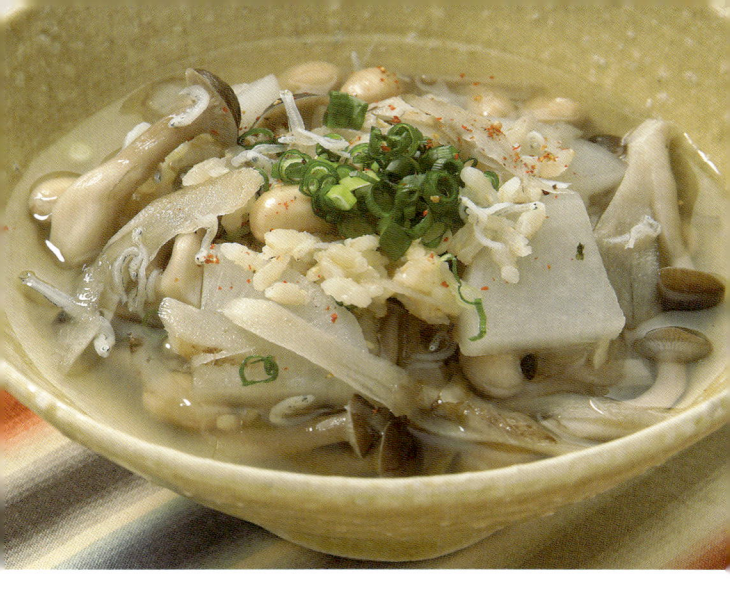

大豆入り玄米雑炊

エネルギー	脂質	コレステロール	食物繊維	食塩
268 kcal	4.0 g	15 mg	6.0 g	2.0 g

組み合わせるなら

- **だいこんとしそのサラダ**（p70）→大豆はビタミンEも含むので、β-カロテンやビタミンCの多い野菜と組み合わせるとより効果的。
- **ひじきと野菜のサラダ**（p82）→水溶性食物繊維と不溶性食物繊維の働きにより、血中脂質増加を抑えるひじきや野菜類をさらにプラス。

材料（2人分）

玄米ごはん220g　大豆（ゆで）50g　ごぼう30g
だいこん20g　しめじ50g　だし汁2・1/2カップ
しらす干し大さじ2　あさつき30g　酒・塩少々
しょうゆ大さじ1/2　七味唐がらし

作り方

① ごぼうはささがき、だいこんはいちょう切りにしておく。しめじは石づきを取って小房に分ける。
② 鍋にだし汁を入れて煮立てる。酒、塩と❶を加えてひと煮立ちさせる。
③ ❷に玄米ごはん、大豆を入れて、3分ほど煮る。ふっくらしたら火を止める。
④ しらす干しを加え、しょうゆで味を調える。
⑤ 器に盛り、小口切りにしたあさつきを散らす。好みで七味唐がらしをかけていただく。

ポイント

- **大豆のたんぱく質は、コレステロールや中性脂肪を減らし血管を強くする。大豆サポニンは過酸化脂質の増加を抑制するので血液サラサラに役立つ。**
- **胚芽には血圧、血糖値、中性脂肪値を下げるギャバが含まれている。2～3時間ぬるま湯につけておくと、ギャバの量が増えるといわれている。**
- **ごぼうは食物繊維が豊富で、抗酸化成分のポリフェノールもたっぷり。**

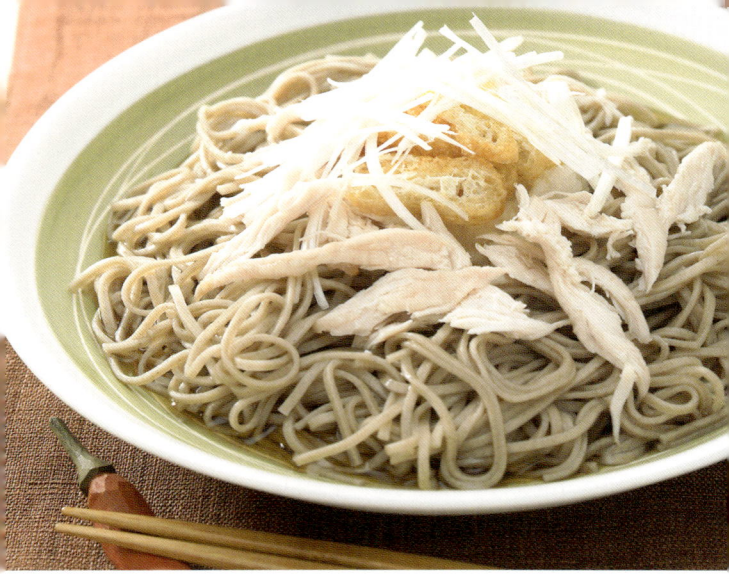

おろしそば

エネルギー	脂質	コレステロール	食物繊維	食塩
397 kcal	3.9 g	18 mg	5.5 g	1.9 g

組み合わせるなら

- グレープフルーツの酢の物（p88）→そばのルチンは、ビタミンCとともに働くので、グレープフルーツなどの果物や野菜と一緒にとると効果がアップ。
- 焼きパプリカのマリネ（p90）→ピーマン、パプリカにもビタミンCがたっぷり。抗酸化成分も多く含まれている。

材料（2人分）

そば(乾)150g　ささ身1本　油揚げ1/2枚
塩・酒少々　だいこん300g　ねぎ1/2本
🅐[水1カップ　しょうゆ1/4カップ
　みりん大さじ1·2/3　かつお節3g]

作り方

① そばはゆでて水洗いし、ざるに上げておく。
② ささ身は塩、酒をふってから焼き網で両面を軽く焼き、細かくほぐしておく。
③ 油揚げも両面を軽く焼き、細く切る。
④ だいこんはすりおろして水気を軽く絞る。
⑤ 🅐を鍋に入れて煮立たせ、火を止めてこしておく。
⑥ 器にそば、だいこんおろし、ささ身、油揚げの順に盛りつける。しらがねぎをのせ、❺をかける。

ポイント

- そばは毛細血管を丈夫にするルチンが豊富。また、高血圧や糖尿病に役立つカリウムや亜鉛の代謝を促進するビタミンB_1、B_2、B_6も多く含まれる。だいこんおろしと一緒に食べることで、ビタミンCの吸収を促進する。
- 鶏ささ身には血管をやわらかくするために必要な良質のたんぱく質がたっぷり含まれる。
- 油揚げには、コレステロールや中性脂肪の血中濃度を下げるグリシニンが多く含まれる。また、大豆レシチンは悪玉コレステロールを減らし善玉コレステロールを増やす。
- だいこんのからみ成分メチルメルカプタンやイソチオシアネートは、強い抗酸化作用をもつ。

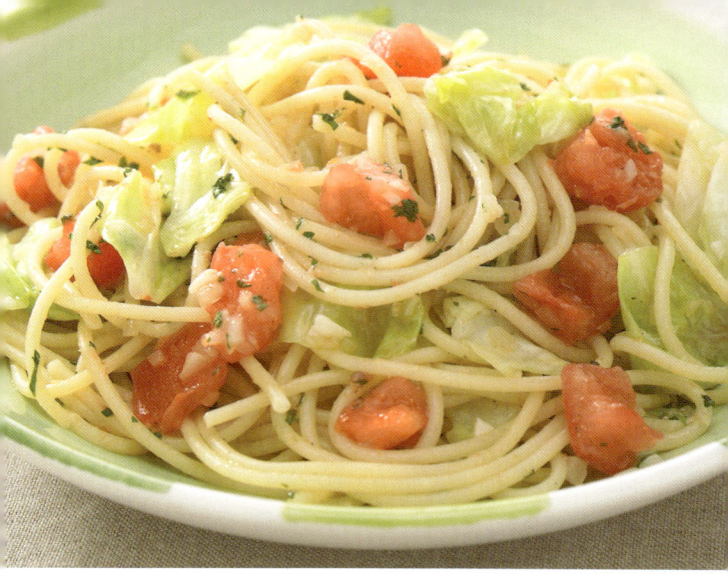

トマトとアンチョビのスパゲティ

エネルギー	脂質	コレステロール	食物繊維	食塩
399 kcal	15.4 g	2 mg	4.2 g	0.5 g

組み合わせるなら

- **にらのおひたし**（p70）→硫化アリルの豊富なにらは、スパゲティの糖質代謝を促進する。
- **いろいろきのこの蒸し物**（p76）→きのこの食物繊維は満腹感をもたらし、血糖値の上昇が緩慢になる。エネルギーが高くなりがちなめん類に合わせるとよい。

材料(2人分)

スパゲティ120ｇ　トマト1個　アンチョビ2尾
キャベツ2枚　パセリ適量　たまねぎ50ｇ
にんにく1片　油適量
❹［オリーブ油大さじ2　レモン汁少々］
塩・こしょう少々

作り方

① スパゲティはゆでてざるに上げる。
② トマトは1cm角に切る。キャベツはざく切りにする。
③ アンチョビ、パセリはみじん切りにし、❹と混ぜ合わせておく。
④ フライパンに油を熱し、みじん切りのたまねぎとにんにくを入れて弱火で炒める。キャベツを加えしんなりさせる。
⑤ ❹にゆでたてのパスタ、トマト、❸を加え塩、こしょうで味を調える。

ポイント

- スパゲティをかためにゆでると、消化・吸収が遅くなり、血糖値、血中脂質の上昇を抑制できる。ビタミンや食物繊維が豊富な全粒粉のスパゲティを使うとより効果的。
- トマトのβ-カロテンや赤い色素リコピンは、活性酸素を除去して血液をサラサラにする、強力な抗酸化成分。血中脂質や血糖値を下げる水溶性食物繊維のペクチンも豊富に含まれる。
- アンチョビは血中の悪玉コレステロールを減らしたり血小板の凝集を抑えて、血圧を安定させる働きのあるIPAやDHAを多く含む。

もう1品！

トマトサラダ

64kcal　食塩1.0g

材料（2人分）
トマト2個　セロリ20g　たまねぎ20g　Ⓐ［ごま油大さじ1/2　塩少々　しょうゆ小さじ1/2　酢大さじ1］

作り方
① トマトは湯むきにし、一口大に切る。
② セロリとたまねぎはみじん切りにし、Ⓐと混ぜ合わせる。
③ トマトを器に盛り、❷をかける。

小松菜のからしあえ

20kcal　食塩0.9g

材料（2人分）
小松菜150g　Ⓐ［練りからし小さじ1/3　しょうゆ小さじ2　だし小さじ2］　焼きのり1/2枚

作り方
① 小松菜はゆでて冷水に取る。水気を絞って4cm長さに切る。
② ボウルにⒶを入れて混ぜ合わせ、小松菜を加える。のりを細かく切ってあえる。

魚介・肉のおかず

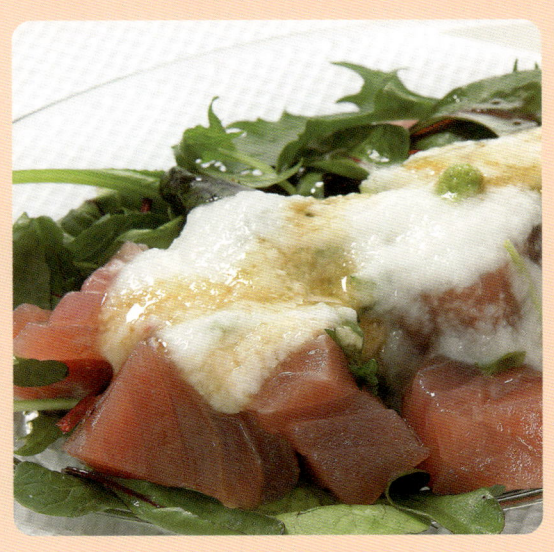

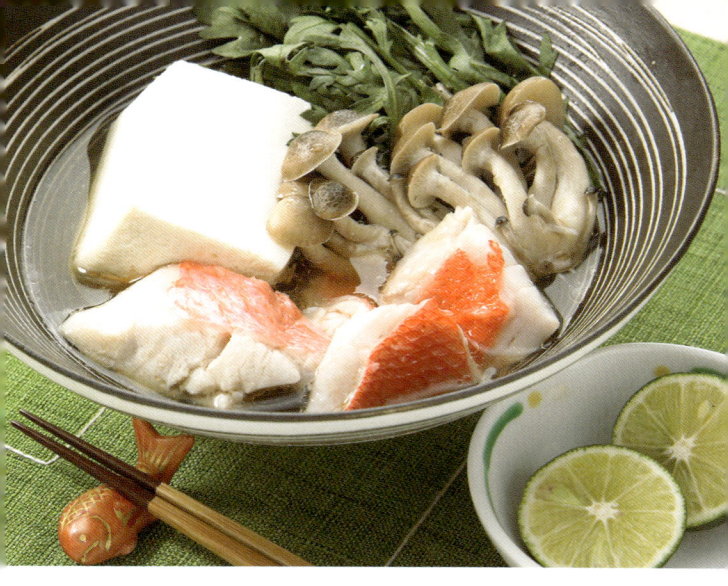

きんめだいのちり蒸し

エネルギー	脂質	コレステロール	食物繊維	食塩
193 kcal	10.6 g	60 mg	2.6 g	1.4 g

組み合わせるなら

- **モロヘイヤの中華風おひたし**（p90）→モロヘイヤにはβ-カロテン、ビタミンC、Eが多く、抗酸化作用が強い。
- **キウイフルーツのヨーグルトあえ**（p104）→食物繊維は腸内でビタミン類を作るが、きんめだいのたんぱく質を加えることにより生成がよくなる。

材料（2人分）

きんめだい2切れ　しめじ50g　春菊20g
絹ごし豆腐100g　昆布5cm角2枚　すだち2個
Ⓐ［だし1カップ　塩・酒・みりん少々
　　しょうゆ大さじ1/4］

作り方

① きんめだいは一口大に切り、熱湯にくぐらせる。すぐ冷水に取り、水気をふく。
② しめじは石づきを除いて小房に分ける。春菊は茎を除く。豆腐は4等分に切り分ける。
③ 鍋に入る大きさの器に昆布を敷き、きんめだい、しめじ、豆腐を入れて、Ⓐを注ぐ。
④ 鍋に2cmほど水を加え、❸を入れる。
⑤ 鍋を強火にかけ、煮立ったら6分ほど蒸す。火を止め、器に春菊を加えてふたをし余熱で蒸す。
⑥ すだちを添えていただく。

ポイント

- きんめだいには、悪玉コレステロールや中性脂肪を減らす効果のあるDHAが豊富に含まれている。また、たんぱく質、脂肪、ミネラルもたっぷり。
- しめじは加熱調理するとうまみ成分がとても増えるきのこ。この成分には動脈硬化や高血圧を防ぐ作用があり、25分ほど加熱した時がもっともよく働くとされている。

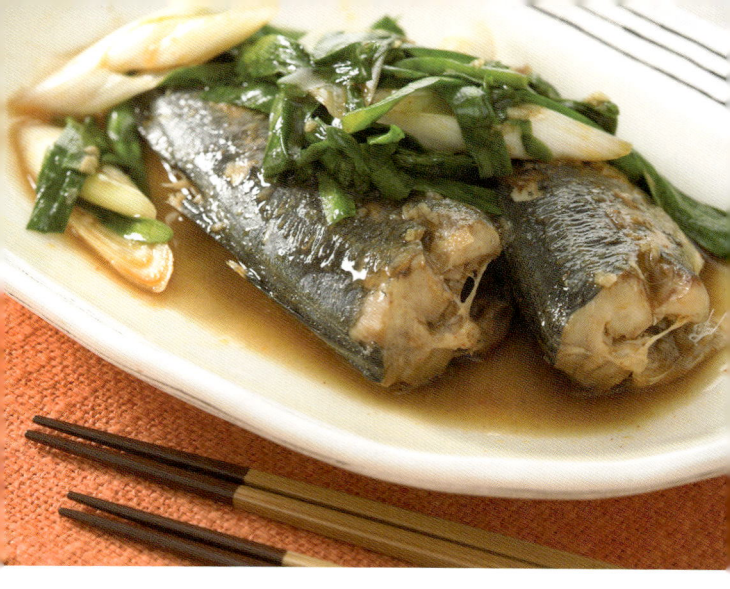

あじのコチュジャン煮

エネルギー	脂質	コレステロール	食物繊維	食塩
154 kcal	4.6 g	55 mg	1.4 g	1.9 g

組み合わせるなら

- **ひじきのマリネ**（p102）→不足している水溶性食物繊維を補う。
- **じゃがいもの煮物**（p110）→ビタミンCをプラスする。じゃがいものビタミンCは、加熱しても効果が失われにくい。

材料(2人分)

あじ2尾　にら50g　ねぎ50g　にんにく1/2片
ごま油小さじ1
Ⓐ[コチュジャン大さじ1・1/2　しょうゆ大さじ1/2
　砂糖大さじ1/2　水1カップ]

作り方

① あじはぜいごを取り、頭、尾、内臓を除く。軽く洗い、水気をふいておく。
② にらは4cm長さに切る。ねぎは斜め薄切り、にんにくはみじん切りにする。
③ 鍋にごま油とにんにくを入れて火にかけ、あじを並べて焼く。Ⓐを加えふたをして15分ほど煮る。
④ あじを器に盛る。鍋に残った汁に、にらとねぎを加えて一煮し、あじの上にかける。

ポイント

- あじには、悪玉コレステロールや中性脂肪を減少させるIPA、DHAのほか、血圧やコレステロール値を下げるタウリンやカリウムが豊富に含まれている。
- コチュジャンは、みそと唐がらしを合わせた韓国調味料。魚の生臭さを消す効果がある。好みでからさを調整して。
- ごま油のビタミンEは血流をよくしたり、コレステロール値を低下させて血液をサラサラにする。

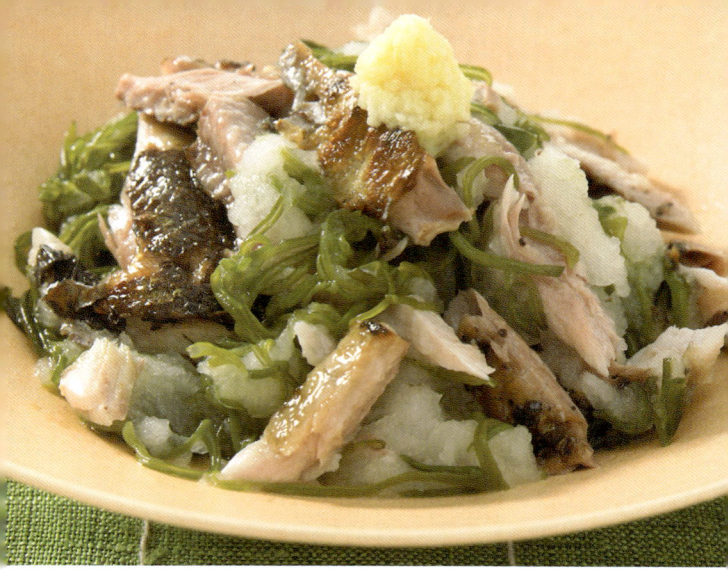

さんまの塩焼き めかぶあえ

エネルギー	脂質	コレステロール	食物繊維	食塩
185 kcal	12.7 g	33 mg	2.4 g	1.5 g

組み合わせるなら

- 春菊とだいこんのサラダ（p60）→ビタミンCと鉄、食物繊維を補う。
- グレープフルーツの酢の物（p88）→グレープフルーツに含まれるビタミンCは、さんまの葉酸の働きをよくする。

材料(2人分)

さんま1尾　めかぶ100g　だいこん100g
しょうが適量　塩少々
Ⓐ[酢大さじ1　しょうゆ小さじ1　みりん小さじ1]

作り方

① さんまは半分に切り、内臓を除いて塩水で洗う。水気をふいて軽く塩を両面にふり、グリルで焼く。頭と骨を除き、粗くほぐしておく。
② めかぶは湯通しし、だいこんは皮をむいておろしておく。
③ しょうがはすりおろす。
④ さんまとめかぶ、だいこんをⒶであえ、器に盛る。しょうがをのせていただく。

ポイント

- さんまの魚脂には血液サラサラに役立つIPA、DHAが多く含まれる。旬の時期は脂がたっぷりになるので効果もアップ。
- さんまにはビタミンB_{12}も豊富。葉酸と一緒にとると造血効果が高まるので、葉酸を多く含む春菊やほうれんそうと組み合わせるとよい。また、柑橘類などのビタミンCと一緒にとると葉酸の働きがよくなる。

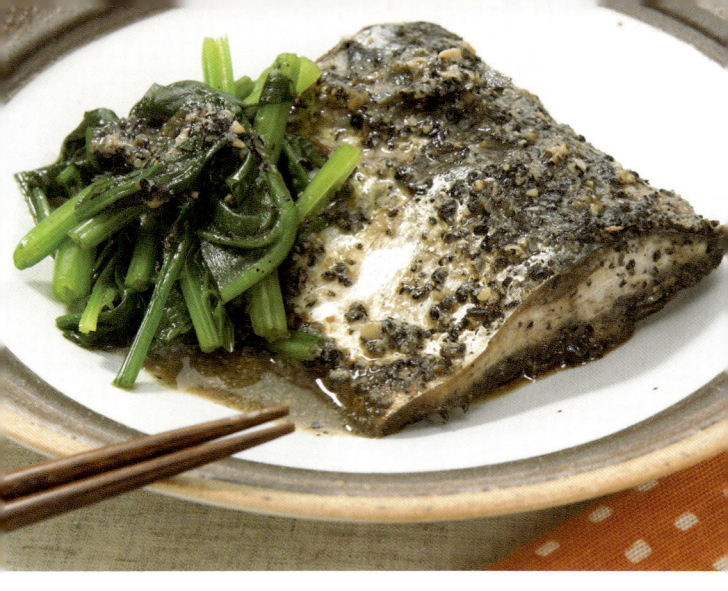

さばのごまみそ煮

エネルギー	脂質	コレステロール	食物繊維	食塩
370 kcal	15.4 g	51 mg	2.7 g	1.4 g

組み合わせるなら

- 春菊と焼きしいたけのおろし酢（p50）→ごまの鉄と春菊のビタミンCを合わせて吸収を促進し、食物繊維を補う。
- たまねぎとオクラのポン酢あえ（p66）→たまねぎはみそに含まれるB_1の働きを促進し、オクラは食物繊維やビタミンB_2不足を補う。

材料（2人分）

さば2切れ　ほうれんそう80g　しょうが適量
みりん大さじ2　しょうゆ小さじ1　酒1カップ
水1/2カップ　昆布5cm　すりごま（黒）大さじ2
みそ大さじ2/3

作り方

① さばは皮側に包丁目を入れる。ほうれんそうはゆでて冷水に取り、水気を絞って4cm長さに切る。しょうがは薄切りにする。

② 鍋にみりん、しょうゆの各半量と酒、水、しょうが、昆布を入れて火にかける。煮立ったらさばを並べて入れる。

③ ごま、みそ、残りのみりんを加え、落しぶたをして15分ほど煮る。

④ ほうれんそうと残りのしょうゆを加え、一煮する。

ポイント

- さばの魚脂にはIPAとDHAが豊富で、旬の時期（秋）にはこの脂肪は15％以上も増える。IPAは不飽和脂肪酸、抗血栓、コレステロール低下作用があり、DHAには悪玉コレステロールを減らし善玉コレステロールを増やす作用があるので血液サラサラに役立つ。
- 黒ごまは、ゴマリグナンやセレンなど抗酸化作用が強い。

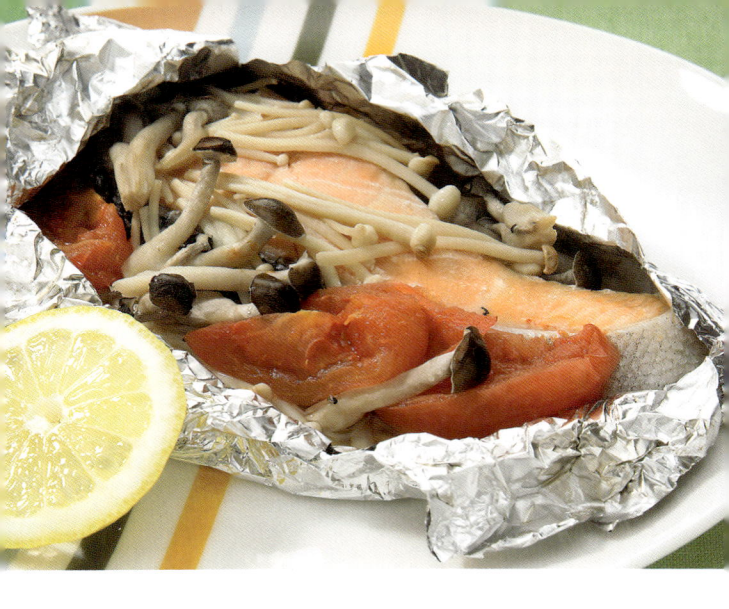

さけとトマトのホイル焼き

エネルギー	脂質	コレステロール	食物繊維	食塩
159 kcal	3.6 g	48 mg	3.4 g	0.7 g

組み合わせるなら

- **ひじきと野菜のサラダ**（p82）→ビタミンC源のピーマン、ビタミンE源のごま油、水溶性食物繊維のひじきをプラスする。
- **焼きパプリカのマリネ**（p90）→ビタミンCが多く抗酸化作用が強いパプリカを追加。マリネ液はビタミンEを多く含んでいる。

材料（2人分）

さけ2切れ　トマト1個　たまねぎ100g　しめじ50g
えのきたけ50g　レモン適量　塩・こしょう少々
酒小さじ2

作り方

① さけは塩、こしょう、酒をふっておく。
② トマトはくし形に切り、たまねぎは薄切りにする。しめじ、えのきたけは石づきを除き、ほぐしておく。
③ アルミホイルに1人分ずつのたまねぎを敷き、さけをのせる。トマト、しめじ、えのきたけも添えて包む。
④ ❸をオーブントースターで15分ほど焼く。
⑤ レモンの薄切りを添えていただく。

ポイント

- さけは脂質異常症や高血圧を予防・改善するIPA、DHAを含む。また、赤い身の色素アスタキサンチンは、抗酸化作用が強く動脈硬化を防ぐ効果もある。レモンを添えれば、ビタミンC、食物繊維も加わって完璧に。
- トマトの赤い色素成分リコピンは、抗酸化作用が強く老化を予防し、ピラジンは血栓ができるのを防ぐ。

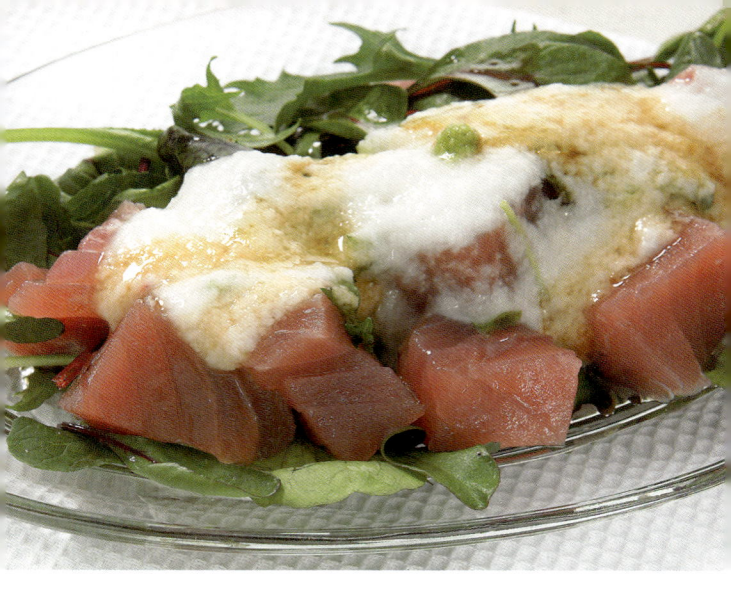

まぐろ山かけサラダ

エネルギー	脂質	コレステロール	食物繊維	食塩
130 kcal	4.5 g	19 mg	0.5 g	0.7 g

組み合わせるなら

- れんこんといろいろ野菜のマリネ（p68）→食物繊維とビタミンCをプラスする。
- ほうれんそうとたまねぎのミルクスープ（p92）→β-カロテンや食物繊維、ビタミンCを補う。

材料（2人分）

まぐろ（刺身用）160g
ミックスリーフ（水菜などでもよい）40g　長いも100g
🅐[オリーブ油小さじ2　レモン汁小さじ2
　　しょうゆ大さじ1　こしょう少々]
練りわさび少々

作り方

① まぐろは一口大に切る。ミックスリーフは洗って、大きければ適当なサイズにちぎっておく。
② 長いもは皮をむき、すりおろしておく。
③ まぐろとミックスリーフを合わせて器に盛り、長いもをかける。
④ 🅐を混ぜ合わせて❸にかけ、わさびを添える。

ポイント

- まぐろの赤身はたんぱく質が多く、血管をはじめ、皮膚、臓器の構成成分になる。肝臓の解毒作用を強化するタウリンも豊富で、血圧やコレステロールの低下に効果がある。ビタミンCと組み合わせるとコラーゲンの生成を促進し血管が強化される。
- 山いもに含まれるムチンは、たんぱく質の吸収、活用に働くので、まぐろとの相性は抜群。

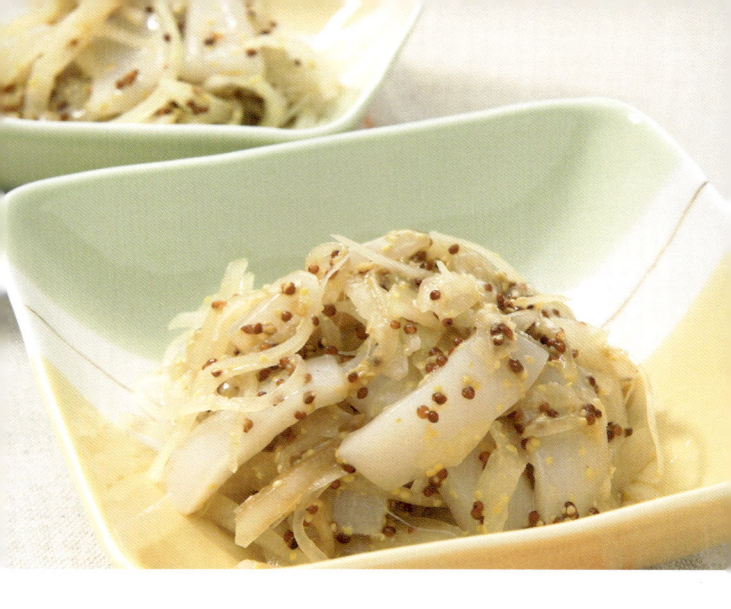

いかとセロリのマスタードあえ

エネルギー	脂質	コレステロール	食物繊維	食塩
99 kcal	4.7 g	74 mg	1.6 g	1.7 g

組み合わせるなら

- **春菊と焼きしいたけのおろし酢**（p50）→不溶性食物繊維たっぷりのきのこを加える。
- **こんにゃくのみぞれ汁**（p94）→こんにゃくの水溶性食物繊維をプラスする。

材料(2人分)

いか(刺身用・胴)1ぱい　セロリ50g　たまねぎ50g
🅐 [粒マスタード大さじ1・1/2　しょうゆ小さじ2
　ごま油小さじ1]

作り方

① いかの胴は、軟骨を除いて皮をはがし開く。水洗いをして水気をふき取っておく。横4等分にしてから縦に細く切る。
② セロリは筋を取り、塩水(水1カップ＋塩小さじ1、分量外)につける。しんなりしたら水気を絞る。
③ たまねぎは薄切りにし、塩水につける。しんなりしたら水気を絞る。
④ ボウルにいか、セロリ、たまねぎを入れて混ぜ、🅐であえる。

ポイント

- いかは、高たんぱく質だが脂質、エネルギーともに少ない。また、血圧やコレステロールを低下させるタウリンやシトステロールを豊富に含み、食物繊維の多い食品と組み合わせると相乗効果でコレステロール値をさらに下げる。生食が苦手な場合は煮て、煮汁ごといただくとよい。
- セロリは、活性酸素の害を取り除く抗酸化作用が強い。

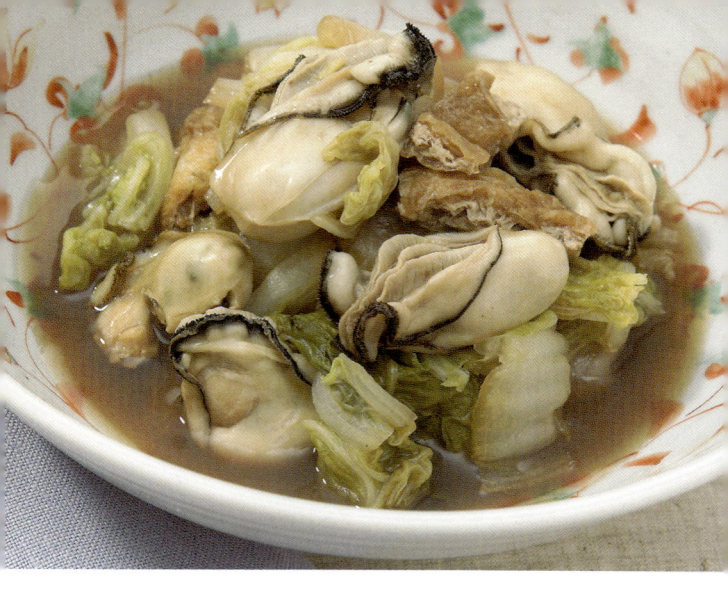

かきとはくさいの煮物

エネルギー	脂質	コレステロール	食物繊維	食塩
153 kcal	7.5 g	28 mg	1.2 g	2.7 g

組み合わせるなら

- ほうれんそうのナッツサラダ（p54）→β-カロテンの豊富なほうれんそう、ビタミンE源のナッツは抗酸化作用が高く血流がよくなる。
- 海藻サラダ（p110）→海藻の水溶性食物繊維、だいこんのビタミンCを補い、抗酸化作用を高める。

材料(2人分)

かき110g　はくさい300g　油揚げ1/2枚
Ⓐ[酒大さじ1・1/2　しょうゆ大さじ1・1/2]

作り方

① かきは軽く洗う。はくさいは縦半分にしてから、2cm幅に切る。
② 油揚げは熱湯をかけ油抜きし、1cm幅に切る。
③ 鍋にはくさい、油揚げ、かきの順に入れる。Ⓐを回しかけてふたをし、弱火で20分ほど煮る。

ポイント

- かきはインスリンを合成し血糖値を下げる、亜鉛の含有量が多い。亜鉛は水に溶け出すので、薄味にして煮汁ごと食べるのがおすすめ。
- はくさいは、余分なナトリウムや腎臓の老廃物を排出するカリウムが豊富なので、高血圧や腎臓病の人にもおすすめ。また、抗酸化作用が強く、血流をよくするビタミンCを多く含む。加熱すれば大量に食べることができ、食物繊維も多くとれるので、満腹感を得やすい。

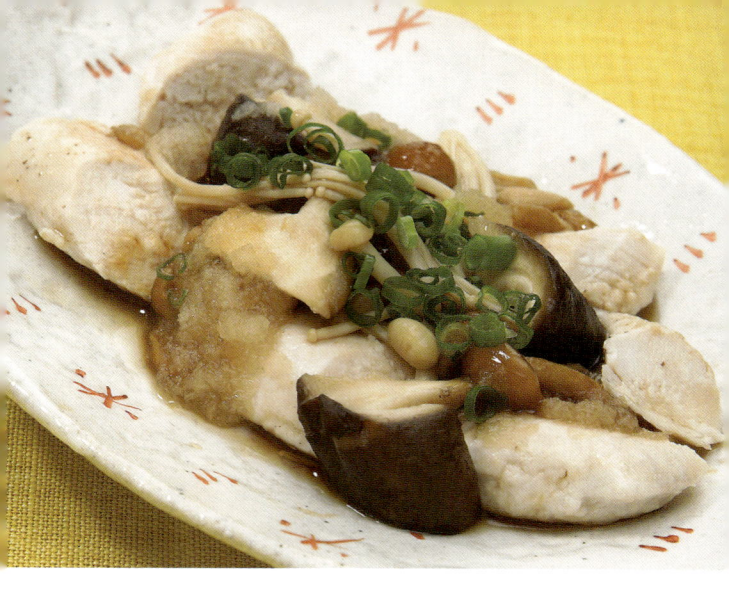

さされの蒸し焼き きのこソース

エネルギー	脂質	コレステロール	食物繊維	食塩
134 kcal	1.3 g	54 mg	6.2 g	2.1 g

組み合わせるなら

- **小松菜のからしあえ**（p26）→小松菜は抗酸化作用が高く、β-カロテンやビタミンCを補うことができる。
- **ひじきと野菜のサラダ**（p82）→水溶性食物繊維とビタミンC、Eをプラス。

材料（2人分）

ささ身4本　えのきたけ80g　しいたけ2枚
なめこ100g　だいこん100g　小ねぎ1本
塩・こしょう少々　油少々　水大さじ2
❶[酒大さじ1　しょうゆ大さじ1]

作り方

① ささ身は両面に塩、こしょうをふる。
② えのきたけは石づきを除き、ほぐす。しいたけは石づきを除いて4つに切る。なめこは洗ってざるに上げる。だいこんはおろしておく。
③ テフロン加工のフライパンに油を熱し、ささ身の両面を焼く。水を加えふたをして5分ほど蒸し焼きにする。
④ 鍋にきのこと❶を入れ、弱火で煮る。煮立ったらだいこんおろしを加えて混ぜる。
⑤ そぎ切りにしたささ身を器に盛り、❹をかけて小口切りにした小ねぎを散らす。

ポイント

- ささ身は良質のたんぱく質を多く含むが、脂質は非常に少ない。消化もよいので体調が悪い時にもおすすめ。
- きのこ類には、食物繊維が多く含まれ、血中コレステロールを減らす。
- だいこんを添えることにより、抗酸化作用が高まる。また、ねぎの硫化アリルは血液を浄化してサラサラにし、血行をよくする働きがある。

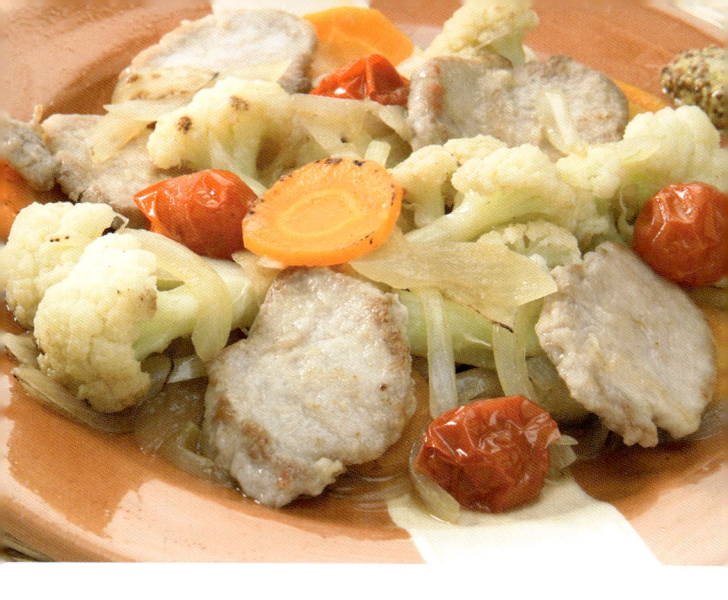

豚肉と野菜の蒸し煮

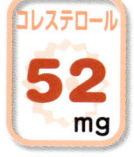

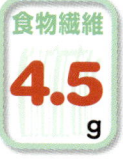

エネルギー	脂質	コレステロール	食物繊維	食塩
233 kcal	8.1 g	52 mg	4.5 g	1.9 g

組み合わせるなら

- **しいたけのガーリックソテー**（p78）→しいたけの食物繊維を補うことにより、脂肪の吸収を抑制する。
- **海藻サラダ**（p110）→水溶性食物繊維とビタミンEなどを補う。

材料（2人分）

豚ヒレ肉160g　カリフラワー150g　たまねぎ1/2個
にんじん1/2本　ミニトマト4個　オリーブ油大さじ1
塩・こしょう少々　小麦粉適量
🅐［湯1/2カップ　固形コンソメ1/2個］
粒マスタード適量

作り方

① 豚肉は1cm厚さに切り、塩、こしょうをふって小麦粉をまぶしておく。
② カリフラワーは小房に分ける。たまねぎは薄切り、にんじんは3mm厚さの輪切りにする。ミニトマトはへたを除く。
③ フライパンにオリーブ油を熱し、豚肉を炒めて取り出しておく。
④ 野菜を加えて炒める。火が通ったら豚肉をフライパンに戻し、🅐を加えてふたをして弱火で7分ほど蒸し煮する。
⑤ 塩、こしょうで味を調え器に盛り、好みでマスタードを添える。

ポイント

- **豚ヒレ肉に含まれる良質のたんぱく質には、血管をしなやかに保つ作用がある。**
- **きのこ類の食物繊維やみそのビタミンB_1、たまねぎの硫化アリルを同時に摂取することで、血液サラサラ効果がより高まる。**
- **カリフラワーのビタミンCやオリーブ油のビタミンEがプラスされ、抗酸化作用が高まる。**

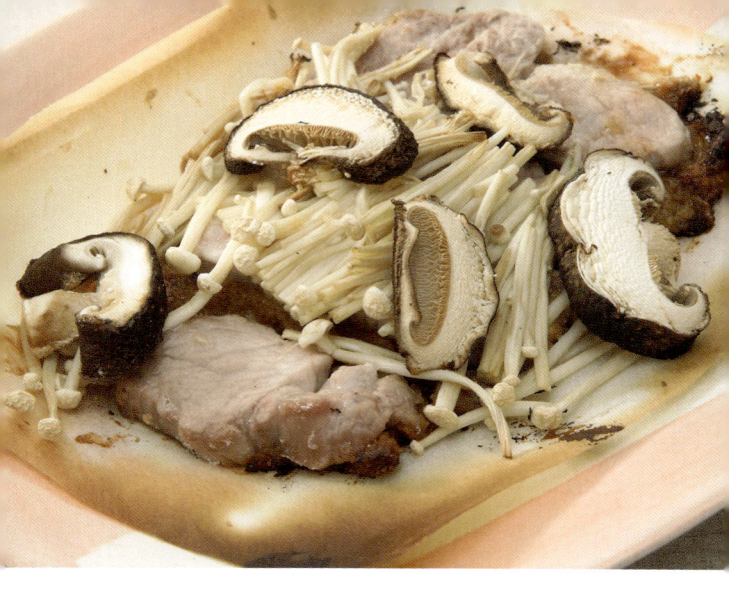

豚肉のねぎみそ焼き

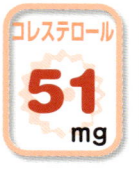

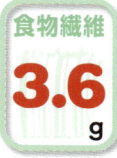

エネルギー	脂質	コレステロール	食物繊維	食塩
169 kcal	5.1 g	51 mg	3.6 g	1.1 g

組み合わせるなら

● **たまねぎとオクラのぽん酢あえ**（p66）、**にらのおひたし**（p70）→たまねぎやにらの硫化アリルは、豚肉のビタミンB_1の働きを促進し糖質代謝を円滑にして、血糖値上昇を抑える。

材料（2人分）

豚ヒレ肉160g　しいたけ4枚　えのきたけ60g
酒小さじ2　片栗粉少々
❹［みそ小さじ3　みりん小さじ1
　すりごま（白）大さじ1　ねぎの小口切り大さじ4
　片栗粉ふたつまみ］

作り方

① 豚肉は7mm厚さに切り、酒をふっておく。
② しいたけは軸を除き、食べやすい大きさに切る。えのきたけは石づきを除いてほぐしておく。
③ ❹を混ぜ合わせる。
④ 豚肉の汁気をふき取り、薄く片栗粉をまぶす。
⑤ オーブントースターの天板にクッキングシートを敷き、シートに❸を塗った上に、豚肉、しいたけ、えのきたけをのせて10分ほど焼く。

ポイント

●**豚ヒレ肉は、肉のなかでも脂質の少ない良質のたんぱく質源。血管をしなやかに保つ作用があるので、適量をとるとよい。食物繊維たっぷりのきのこ類やビタミンB_1を含むみそ、硫化アリルを多く含むねぎなどを組み合わせることで、血液サラサラ効果をより高める。**

もう1品！

たまねぎのおかかあえ

39kcal　食塩0.5g

材料（2人分）
たまねぎ120g　Ⓐ[しょうゆ小さじ1　ごま油小さじ1/2]　かつお節3g　刻みのり少量

作り方
① たまねぎは薄くスライスする。10分ほど水にさらして水気をしっかりと絞る。新たまねぎを使う場合は、水さらししなくてもよい。
② Ⓐとたまねぎを混ぜ合わせる。器に盛ってかつお節と刻みのりをのせる。

春菊と焼きしいたけのおろし酢

45kcal　食塩1.5g

材料（2人分）
春菊150g　しいたけ3枚　だいこん150g
Ⓐ[しょうゆ・酒各小さじ1]
Ⓑ[しょうゆ小さじ2　酢小さじ1]

作り方
① 春菊はゆでて3cm長さに切る。しいたけは網で両面を焼き、Ⓐをふって半分に切る。だいこんはおろして水気をきり、Ⓑと混ぜる。
② すべてをあえて、器に盛る。

野菜のおかず

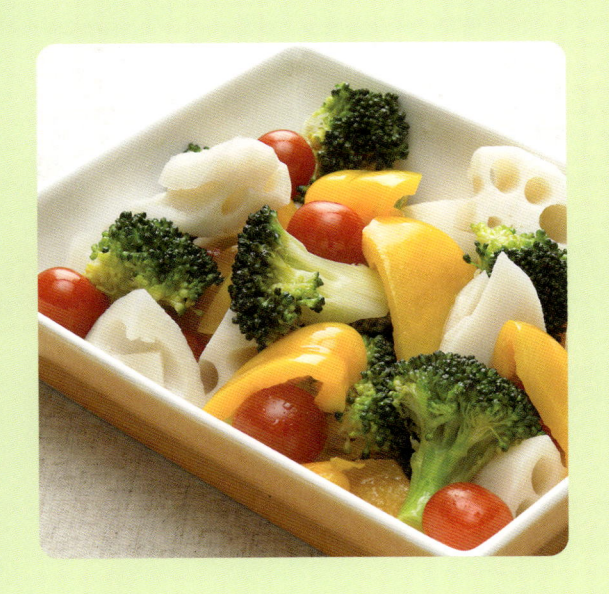

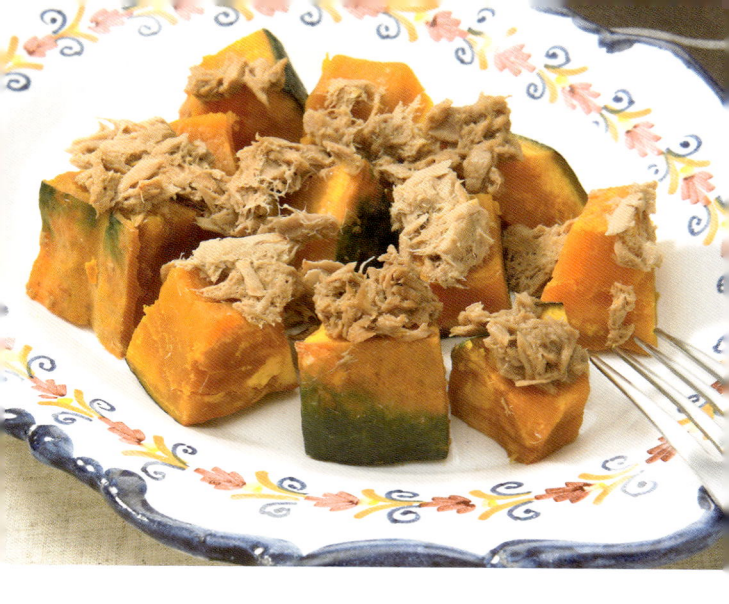

かぼちゃとツナのレンジ蒸し

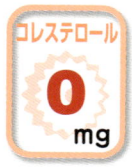

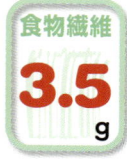

エネルギー	脂質	コレステロール	食物繊維	食塩
171 kcal	5.8 g	0 mg	3.5 g	1.6 g

組み合わせるなら

- **ほうれんそうのナッツサラダ**（p54）→ほうれんそうのビタミンCやβ-カロテン、ナッツのビタミンEを補う。
- **焼きパプリカのマリネ**（p90）→パプリカに含まれるビタミンC、マリネ液（オリーブ油）のビタミンEを補う。

材料（2人分）

かぼちゃ200g　まぐろ油漬け（缶詰）50g
Ⓐ［しょうゆ大さじ1　水大さじ1　砂糖小さじ1］

作り方

① かぼちゃは種とわたを除いて（皮がついたまま）、3cm角に切る。
② 耐熱皿を用意し、皮を下にして重ならないようにかぼちゃを並べる。
③ 油を軽くきったまぐろ油漬けを散らし、Ⓐを全体にかける。
④ ❸にラップをかけ、電子レンジ（600W）で5分ほど加熱する。

ポイント

- かぼちゃは血液サラサラ効果や抗酸化作用の高いビタミンC、E、β-カロテンを多く含む。また、かぼちゃのビタミンEやカロテンは脂溶性ビタミンなので油を使うことにより吸収を促進する。
- まぐろの油漬けは、コレステロールを下げるDHAや血栓を溶かして血液をサラサラにするIPAを多く含む。

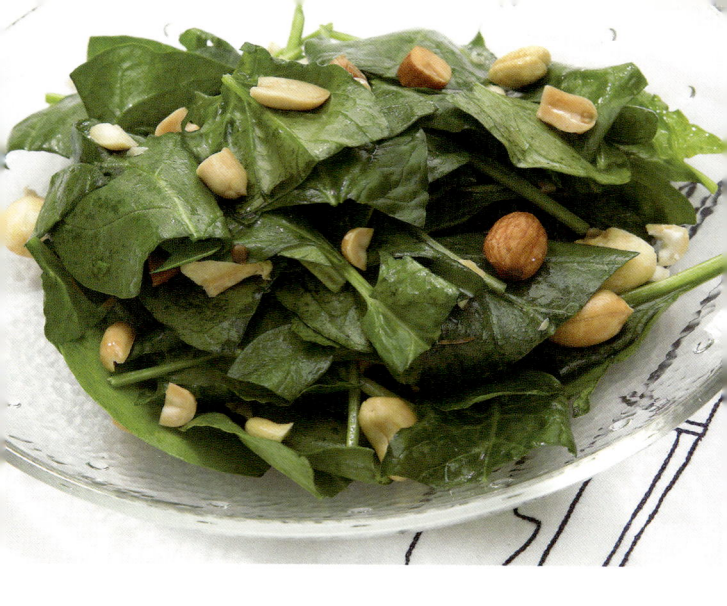

ほうれんそうのナッツサラダ

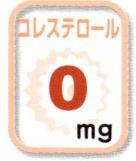

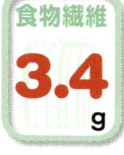

エネルギー	脂質	コレステロール	食物繊維	食塩
128 kcal	10.3 g	0 mg	3.4 g	0.5 g

組み合わせるなら

- きんめだいのちり蒸し（p28）→DHA豊富で良質なたんぱく質を補う。
- さけとトマトのホイル焼き（p36）→トマトのβ-カロテンはナッツの酸化を防ぐ。さけの抗酸化物質アスタキサンチンやきのこの食物繊維も追加する。

材料（2人分）

ほうれんそう（生食できる物）150g
ミックスナッツ（市販品、またはアーモンド、カシューナッツ、くるみなど好みの物を）30g
Ⓐ[酢小さじ1　油小さじ1　塩・こしょう少々]

作り方

① ほうれんそうは食べやすい大きさにちぎる。
② ミックスナッツは粗く刻んでおく。
③ ボウルにⒶとミックスナッツを混ぜ合わせ、ほうれんそうを入れてあえる。

ポイント

- ほうれんそうはビタミンCやカロテン、クロロフィルを多く含む。抗酸化作用が強く、コレステロール値を下げ、血液をサラサラにする。
- ナッツ類は血中の悪玉コレステロールを減らし、善玉コレステロールを増やす。また、オレイン酸などコレステロール値を下げる作用の高い脂肪酸を含む。これは酸化しやすいのだが、抑制するビタミンEも含んでおり、血液サラサラ効果が高い。
- 酢は、血糖値の上昇を抑え血圧やコレステロール値を下げる作用がある。
- 生食用のほうれんそうがない時は、ベビーリーフやほうれんそうの葉先だけを用いてもよい。

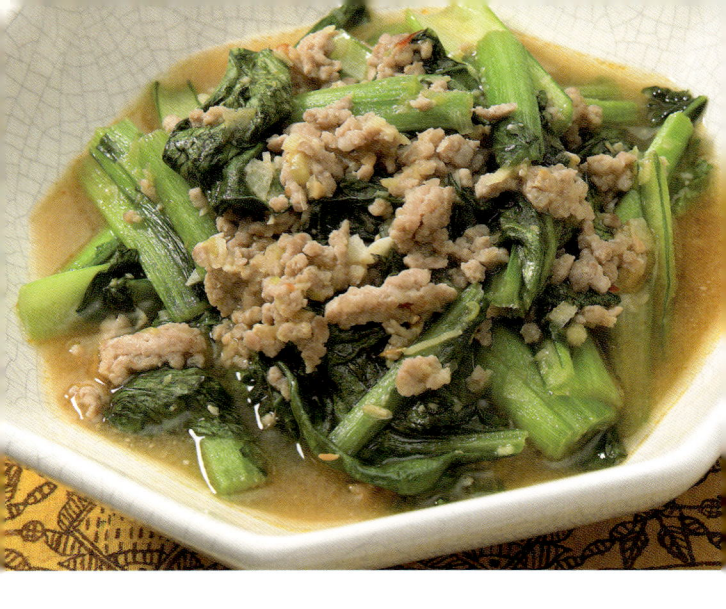

小松菜の麻婆ソース

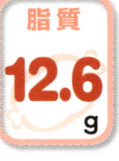

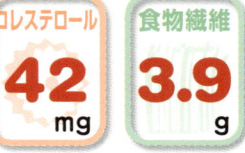

エネルギー	脂質	コレステロール	食物繊維	食塩
276 kcal	12.6 g	42 mg	3.9 g	2.9 g

組み合わせるなら

- **たまねぎのおかかあえ**（p50）→たまねぎの硫化アリルは、豚肉に含まれるビタミンB_1の働きを促進し、血糖値上昇を抑制する。
- **いろいろきのこの蒸し物**（p76）→きのこ類特有の成分X-フラクションやエリタデニン、食物繊維を補う。

材料(2人分)

小松菜250g　豚赤身ひき肉120g　油大さじ1
🅐[にんにく小1片　しょうが小1かけ　ねぎ1/4本
　　トウバンジャン小さじ1/2]
🅑[水1/3カップ　酒大さじ1　みそ大さじ1
　　砂糖大さじ1/2　しょうゆ小さじ1
　　中華スープのもと小さじ1/2]
片栗粉小さじ1　ごま油少々

作り方

① 小松菜は3cm長さに切る。にんにく、しょうが、ねぎはみじん切りにする。
② 半量の油で豚肉を炒め、🅐を加えてフライパンから取り出す。残りの油と🅑を入れて混ぜ、小松菜を炒める。
③ 豚肉を戻し、水溶き片栗粉でとろみをつけて、仕上げにごま油をたらす。

ポイント

● 小松菜にはビタミンA、C、Eがたっぷり含まれ抗酸化作用が強い。クロロフィルは活性酸素を抑える作用があり、コレステロール値を下げ血栓を防ぐ。

● トウバンジャンは唐がらしとみそで作った中華調味料。にんにくやねぎなど硫化アリルを含む食品とともに摂取すると、みそのビタミンB_1の働きを高めて糖質代謝を促進し、血糖値の上昇を抑制する。

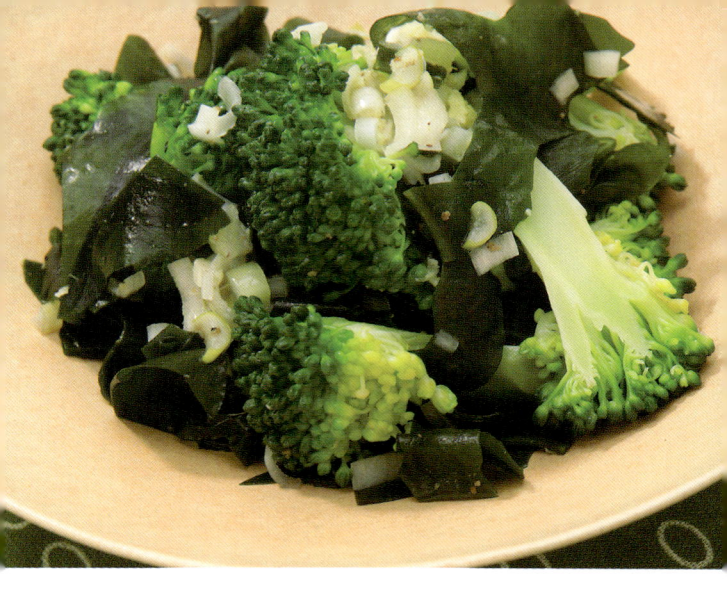

ブロッコリーとわかめのねぎオイルあえ

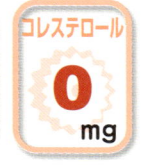

エネルギー	脂質	コレステロール	食物繊維	食塩
42 kcal	2.4 g	0 mg	3.2 g	1.0 g

組み合わせるなら

- さけとトマトのホイル焼き（p36）→抗酸化作用の強いアスタキサンチンやリコピン、食物繊維を加える。
- いわしのつみれ汁（p100）→血液サラサラ効果の強い、DHAをプラスする。

材料(2人分)

ブロッコリー120g　わかめ30g
Ⓐ[ねぎ10cm　おろししょうが小さじ1/2
　ごま油小さじ1　塩・粉さんしょう少々]

作り方

① ブロッコリーは小房に分け、熱湯でゆでる。
② わかめは水で戻し、サッと熱湯に通す。水気を絞って一口大に切る。
③ ねぎはみじん切りにしておく。
④ Ⓐを合わせ、ブロッコリーとわかめをあえる。

ポイント

- **ブロッコリーは、抗酸化作用の強いβ-カロテンやルテイン、ビタミンC、E、食物繊維がたっぷり。組織がしっかりしているので加熱してもビタミンCが壊れにくく含有量が多い。油で調理することにより吸収率はアップする。**
- **わかめは、コレステロールの酸化を防いで動脈硬化を予防するβ-カロテンが豊富。血圧を下げ動脈硬化を防ぐとされるラミニンも含まれている。食物繊維が多く、糖質、コレステロールの吸収を抑制する。**

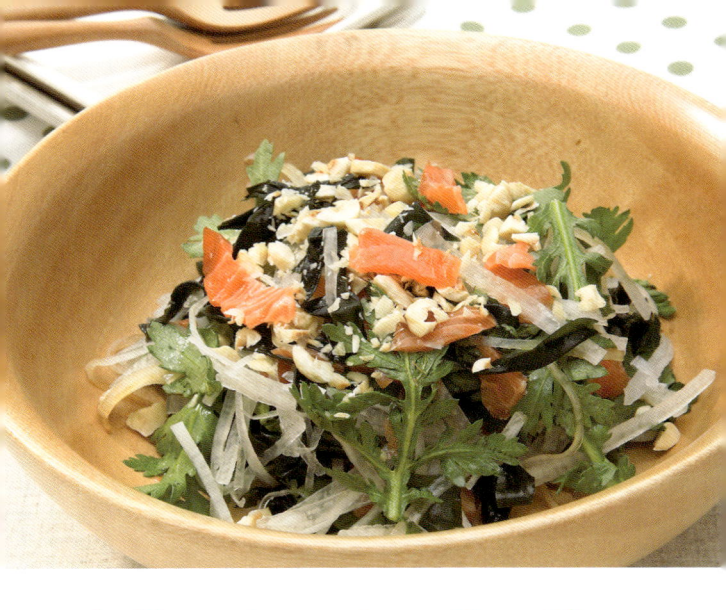

春菊とだいこんのサラダ

エネルギー	脂質	コレステロール	食物繊維	食塩
142 kcal	8.6 g	13 mg	2.6 g	1.9 g

組み合わせるなら

- **玄米のカレーピラフ**（p18）→ビタミンC、β-カロテン、食物繊維を補う。
- **さばのごまみそ煮**（p34）→さばの脂肪にはIPAとDHAが豊富。脂肪が多いので緑黄色野菜を組み合わせればさばの脂でカロテンの吸収が高まる。抗酸化作用も加わり、血液サラサラに。

材料（2人分）

春菊80g　だいこん50g　わかめ（乾）10g
ヘーゼルナッツ20g　スモークサーモン50g
Ⓐ[酢大さじ2　酒大さじ1　しょうゆ小さじ2]

作り方

① 春菊は、葉先のやわらかい部分だけをつんで使う。
② だいこんは皮をむいて細いせん切りにし、水にさらす。
③ わかめは水で戻し、一口大に切る。
④ ヘーゼルナッツは刻んでおく。スモークサーモンは細切りにする。
⑤ 春菊とだいこん、わかめ、スモークサーモンを混ぜ合わせる。
⑥ Ⓐを加えて、刻んだナッツを散らす。

ポイント

- 春菊の特有の香り成分α-ピネン、ペリルアルデヒドなどは、血栓予防効果が高いといわれている。抗酸化作用のあるビタミンCやクロロフィルを含んでいるが熱に弱いので、生食がおすすめ。
- だいこんのからみ成分は強い抗酸化作用をもつ。カリウムも多く、血圧の上昇を抑える。抗酸化作用があり悪玉コレステロールや中性脂肪を減らす働きのビタミンCは、調理している間に壊れやすいので、食べる直前におろすとよい。

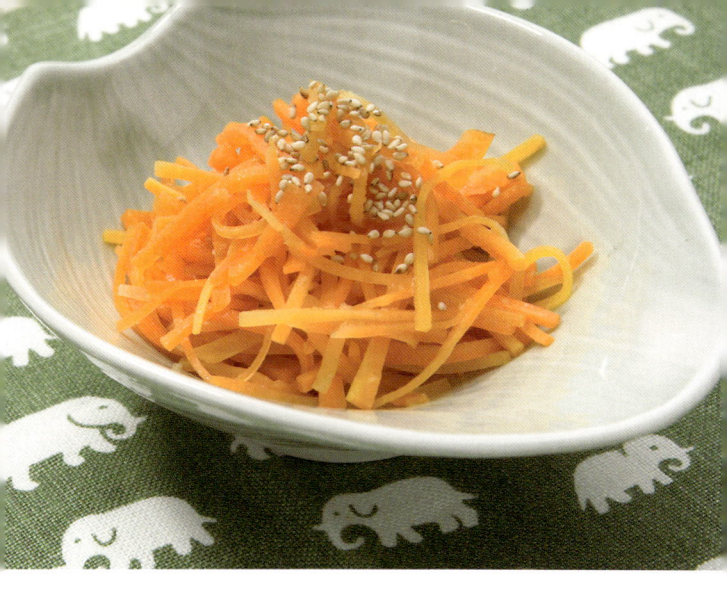

にんじんのナムル風

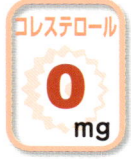

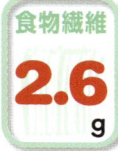

エネルギー	脂質	コレステロール	食物繊維	食塩
52 kcal	2.2 g	0 mg	2.6 g	0.8 g

組み合わせるなら

- かきとはくさいの煮物（p42）→血糖値を下げる効果のある亜鉛たっぷりのかきをプラスする。
- かぼちゃとツナのレンジ蒸し（p52）→抗酸化成分であるβ-カロテンや血液サラサラ効果の高いIPA、DHAを加える。

材料（2人分）

にんじん150g
Ⓐ［にんにく1/3片　塩・しょうゆ少々
　ごま油小さじ2］　いりごま（白）小さじ2

作り方

① にんじんは、4cm長さのせん切りにする。耐熱ボウルに入れてラップをし、電子レンジ（600W）で2分ほど加熱する。
② にんにくはおろしておく。
③ にんじんにⒶを加えて混ぜ合わせる。器に盛って、ごまをふりかける。

ポイント

- にんじんは抗酸化作用が強い、β-カロテン含有量が大変多い。ごま油と一緒にとることで吸収率がアップする。
- にんにくは抗酸化成分のほか、水溶性食物繊維も豊富に含み、コレステロールや糖質の吸収を抑制するので血液サラサラ効果が高い。
- ごまに含まれる抗酸化成分ゴマリグナンやセレンは、いることによってより強くなる。

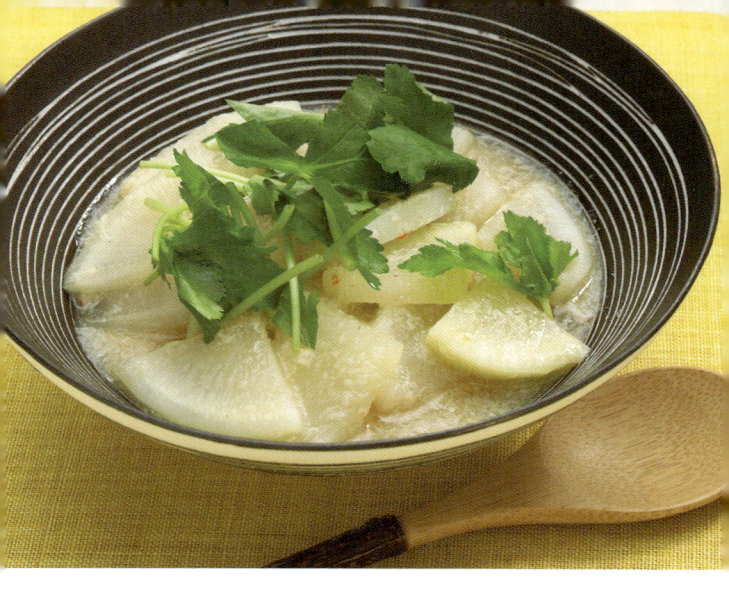

だいこんのかにあんかけ

エネルギー	脂質	コレステロール	食物繊維	食塩
51 kcal	0.3 g	18 mg	1.5 g	1.8 g

組み合わせるなら

- トマトサラダ（p26）→抗酸化成分であるリコピンやビタミンC、Eを補う。
- にらのおひたし（p70）→β-カロテンや食物繊維を補う。

材料（2人分）

だいこん200g　かに（缶詰）50g　みつば適量
米のとぎ汁3/4カップ　水溶き片栗粉適量
🅐［固形コンソメ1個　しょうが汁小さじ1/2
　　酒大さじ1/2　塩少々　水80cc］

作り方

① だいこんの皮を厚めにむき、1cm厚さのいちょう切りにする。
② 耐熱ボウルにだいこんと米のとぎ汁を入れ、ラップをかけて電子レンジ（600W）で8分ほど加熱する。だいこんがやわらかくなったらざるにあけ、水気をきっておく。
③ 耐熱ボウルに🅐を入れ、かにとだいこんを加える。ラップをかけて電子レンジで2分ほど加熱する。
④ 水溶き片栗粉を❸に少しずつ加えながら、電子レンジで2分ほど加熱する。
⑤ 器に盛り、みつばを加える。

ポイント

● **だいこんは、カリウムが多く含まれ食塩による血圧上昇作用を抑える。**
● **かには、血管を強くするのに必要なたんぱく質は多いがエネルギー量、脂質が少ない。また亜鉛やビタミンB_1、B_2、Eが多く、血液サラサラ効果が高い食品。タウリンも多く、血圧やコレステロール値を下げる効果も見逃せない。**
● **しょうがのからみ成分ショウガオールには殺菌作用のほか、血行をよくする働きがある。**

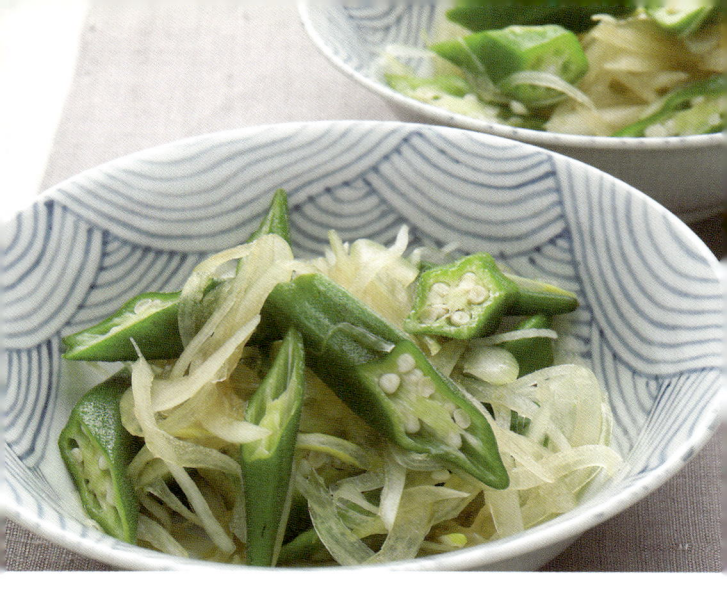

たまねぎとオクラのぽん酢あえ

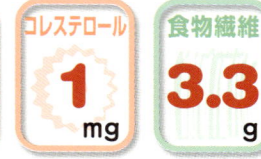

エネルギー	脂質	コレステロール	食物繊維	食塩
39 kcal	0.2 g	1 mg	3.3 g	0.7 g

組み合わせるなら

- **大豆入り玄米雑炊**（p20）→たまねぎは大豆に多く含まれるビタミンB_1の働きを高める。
- **豚肉と野菜の蒸し煮**（p46）→ビタミンB_1含量の多い豚肉メニューと一緒にとるとよい。

材料（2人分）

たまねぎ1/2個　オクラ100g　ぽん酢しょうゆ大さじ1

作り方

① たまねぎは縦に薄く切る。水にさらし、水気を絞っておく。
② オクラはへたの部分を除く。塩少々（分量外）をふりもみ、熱湯でゆでる。ざるに上げて、斜め3等分にする。
③ たまねぎとオクラをぽん酢しょうゆであえる。

ポイント

- たまねぎのからみ成分硫化プロピルは、ブドウ糖の代謝を促進し血糖値を下げる。この成分は生のたまねぎに多いので、血糖値を下げたい場合は生食で。硫化プロピルは短時間加熱するとトリスルフィドに、長く煮込むとセバエンに変化する。これらの成分は血液をサラサラにしてコレステロールや中性脂肪を減らしたり血圧を下げる作用がある。切ったたまねぎを15分以上置いてから調理すると効果がアップする。
- オクラは水溶性・不溶性食物繊維を含み、コレステロール値や血圧を下げたり、食後の血糖値の急上昇を防ぐ作用がある。

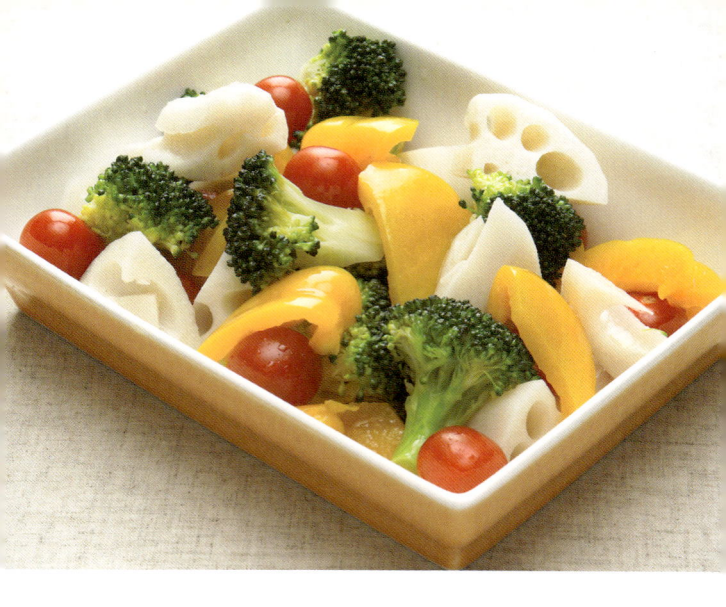

れんこんといろいろ野菜のマリネ

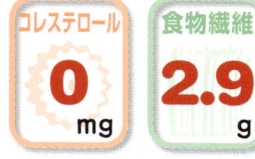

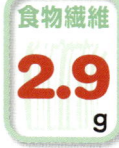

エネルギー	脂質	コレステロール	食物繊維	食塩
106 kcal	6.4 g	0 mg	2.9 g	1.1 g

組み合わせるなら

- ささ身の蒸し焼き　きのこソース（p44）→良質のたんぱく質を加えて代謝を促進する。
- トマトの白あえ　ヨーグルト風味（p102）→良質のたんぱく質のほか、豆腐に含まれる栄養成分サポニン、レシチン、イソフラボンを追加する。

材料（2人分）

れんこん70g　パプリカ（黄）40g　ブロッコリー70g
ミニトマト60g
❹［ワインビネガー（白）大さじ1　オリーブ油大さじ1
　塩小さじ1/3］

作り方

① れんこんは皮をむいて、パプリカはへたと種を除いて、それぞれ一口大の乱切りにする。
② ブロッコリーは小房に分ける。
③ ミニトマトはへたを取る。
④ れんこん、パプリカ、ブロッコリーをゆでて、ざるに上げる。
⑤ ボウルに❹を入れ混ぜ合わせ、❹とミニトマトを加えてあえる。

ポイント

- れんこんにはコラーゲンを合成し、血管を強くするビタミンCが多く含まれる。また、細胞を活性化し老化を防止するムチンは水溶性なので切った後は水にさらさず、ゆでる時もサッとゆでる。活性酸素を除去する抗酸化作用があるタンニンや腸の動きを活発にし不溶性成分を体外に排出する不溶性食物繊維も多い。
- ブロッコリーはβ-カロテンや抗酸化作用の強いルテイン、ビタミンE、食物繊維の含有量が多い。また、加熱してもビタミンCが壊れにくく、油で調理することにより吸収率はアップする。

> もう1品！

だいこんとしそのサラダ

63kcal　食塩1.7g

材料（2人分）
だいこん200g　きゅうり1本　青じそ6枚
Ⓐ[梅1/2個　砂糖小さじ1/2　かつお節少々
しょうゆ・油大さじ1/2　酢大さじ1]　ごま少々

作り方
① だいこんときゅうりはせん切りにし、塩（分量外）をふってしんなりしたら水気を絞る。
② しそはせん切りにしておく。
③ ❶と❷をⒶであえ、器に盛ってごまをふる。

にらのおひたし

16kcal　食塩0.6g

材料（2人分）
にら100g　Ⓐ[にんにく少々　しょうゆ小さじ1
酢小さじ1/2　オイスターソース小さじ1/3　こしょう少々]

作り方
① にらはゆでて冷水に取り、水気を絞る。4cm長さに切っておく。にんにくはみじん切りにする。
② Ⓐを合わせて、にらをあえる。

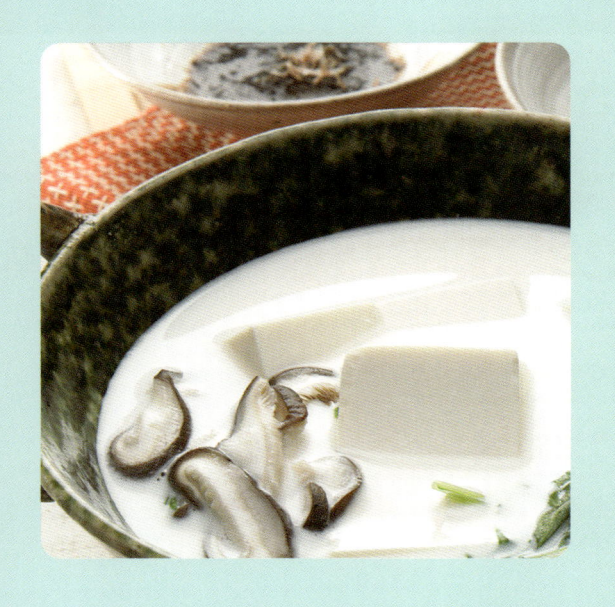

そのほかのおかず

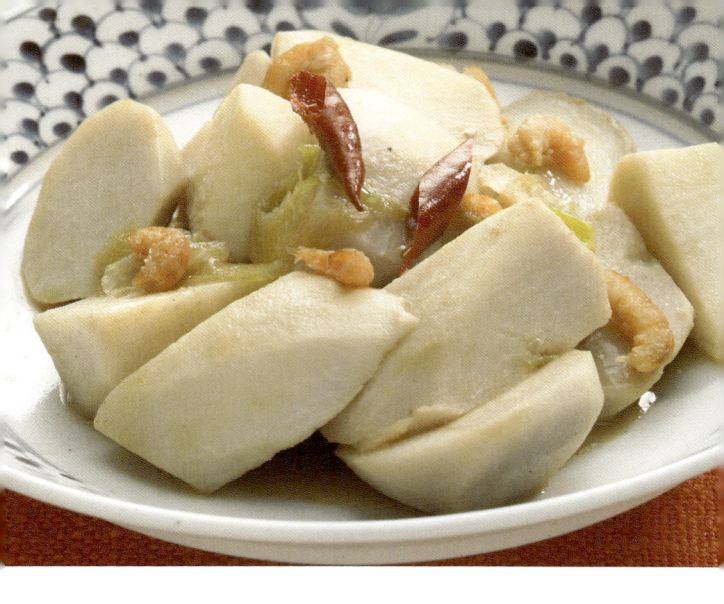

さといもとねぎの煮物

エネルギー	脂質	コレステロール	食物繊維	食塩
128 kcal	**3.3** g	**16** mg	**2.9** g	**1.4** g

組み合わせるなら

- あじのコチュジャン煮（p30）→あじのIPAやDHAとにらのβ-カロテンなどを補う。
- ささ身の蒸し焼き　きのこソース（p44）→ささ身のたんぱく質やきのこの食物繊維を補う。

材料（2人分）

さといも200g　ねぎ1/2本　干しえび大さじ1
赤唐がらし1/4本　ごま油大さじ1/2
❹[和風だしのもと少々　水1/2カップ
　しょうゆ大さじ1　酒大さじ1　砂糖大さじ2/3]

作り方

① さといもは皮をむき、乱切りにする。塩少々（分量外）をふって、ぬめりを洗い流す。
② ねぎは斜め薄切りにする。干しえびはぬるま湯（大さじ2）につけて戻しておく。
③ 赤唐がらしは種を除いて、斜めに切る。
④ 鍋にごま油を熱し、さといもとねぎ、唐がらしを炒め、干しえび（戻し汁ごと）を加える。
⑤ ❹に❹を加え、煮立ったら弱火にする。いもがやわらかくなったら汁をいもにからませる。煮汁がなくなったら火を止める。

ポイント

- さといもに含まれるガラクタンは血中コレステロールを減少させ血圧を下げる。また、カリウムもナトリウムを排出し、血圧の上昇を抑制する。
- ねぎに含まれるアリシンが血液を浄化してサラサラにし、血行をよくする。
- 干しえびには強力な抗酸化作用をもつビタミンE、アスタキサンチンが多く、血液サラサラに役立つ。

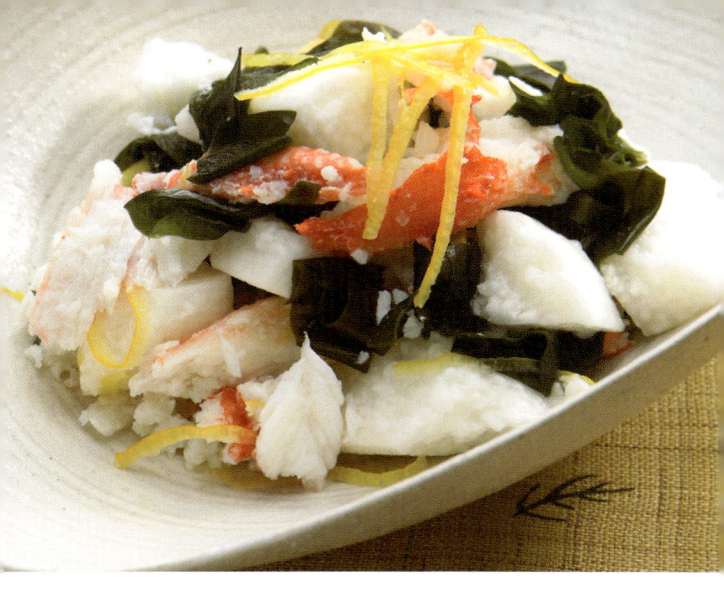

長いもとかにのゆずサラダ

エネルギー	脂質	コレステロール	食物繊維	食塩
128 kcal	0.6 g	35 mg	1.8 g	2.2 g

組み合わせるなら

- にんじんのナムル風（p62）→にんじんの強い抗酸化成分や、β-カロテンをプラスする。
- ほうれんそうとたまねぎのミルクスープ（p92）→たまねぎの強い抗酸化成分や、ほうれんそうのβ-カロテン、ビタミンCを補う。

材料（2人分）

長いも200g　かに（ほぐし身）100g　わかめ30g
❹ [ゆずの皮1/4個分　ゆずの絞り汁大さじ1
　　酢大さじ1　砂糖大さじ1　塩少々]

作り方

① 長いもは皮をむき、適当な大きさに切る。ビニール袋に入れてめん棒などでたたいてつぶす。
② わかめは食べやすい長さに切る。ゆずの皮はせん切りにする。
③ ❹を混ぜ合わせて、ソースを作る。
④ 食べる直前に長いもとわかめ、かにに❸のソースを加えてさっくりと混ぜる。

ポイント

- 長いもに含まれるコリンは、ビタミンB_1の吸収を高めたり、細胞膜を作るレシチンの材料になる。レシチンは血管壁にコレステロールが沈着するのを防ぐので高血圧、動脈硬化を予防する。
- かには、血圧やコレステロールを下げる働きのあるタウリンを多く含む。ほぐし身がない時は缶詰などを使用してもよい。
- わかめはコレステロールの酸化を防ぎ、動脈硬化を予防するβ-カロテンが豊富。血圧を下げ動脈硬化を防ぐラミニンもたっぷり。

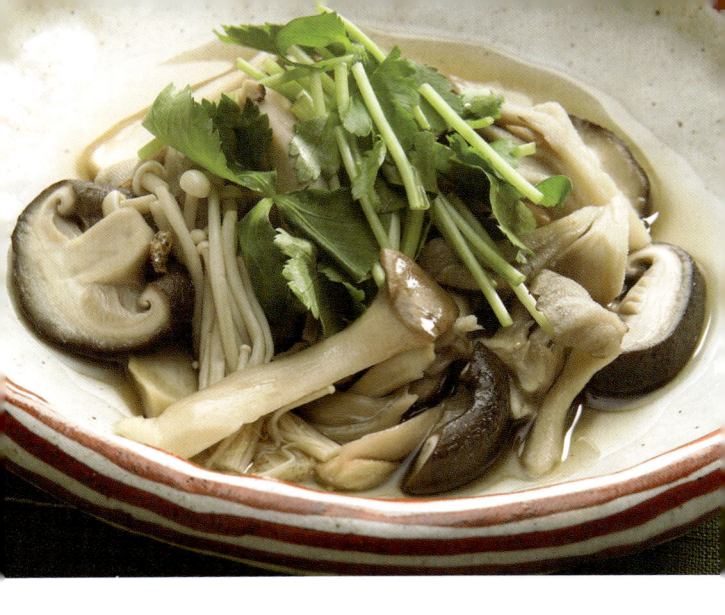

いろいろきのこの蒸し物

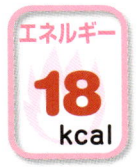

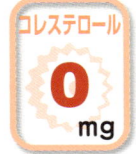

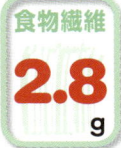

エネルギー	脂質	コレステロール	食物繊維	食塩
18 kcal	0.5 g	0 mg	2.8 g	1.1 g

組み合わせるなら

- **玄米のカレーピラフ**（p18）→玄米の食物繊維ほかビタミンB₁、E、β-カロテンをプラスする。
- **ブロッコリーとわかめのねぎオイルあえ**（p58）→ブロッコリーのビタミンC、E、水溶性食物繊維を追加。

材料（2人分）

エリンギ50g　まいたけ30g　しいたけ30g
えのきたけ20g　みつば適量
Ⓐ［だし汁3/4カップ　塩小さじ1/3］

作り方

① きのこはそれぞれ石づきを除いて、食べやすい大きさに切る。
② 耐熱性のある器に、きのこを入れる。Ⓐを合わせて注ぎ、蒸気の上がった蒸し器に入れて中火で15分ほど加熱する。
③ 蒸し上がったら、みつばを添えていただく。

ポイント

- まいたけのX-フラクションは、ブドウ糖を細胞内に取り込みインスリンの働きを正常に保つ作用があるので血糖値を下げる。ただし、熱に弱いので高温加熱は避ける。
- しいたけの特有成分エリタデニンは、血中コレステロールを減らして血流をよくする。ビタミンB_1、B_2は脂質や糖質の代謝を促進し、血糖値や血中脂質の増加を抑える働きがある。
- えのきたけはβ-グルカンや食物繊維、ビタミンB群も豊富で、糖質や脂質の代謝を促進し血糖値の上昇や血中脂質の上昇を抑える。水溶性成分が多いが、蒸して煮汁ごといただけば栄養効果を失わずに摂取できる。

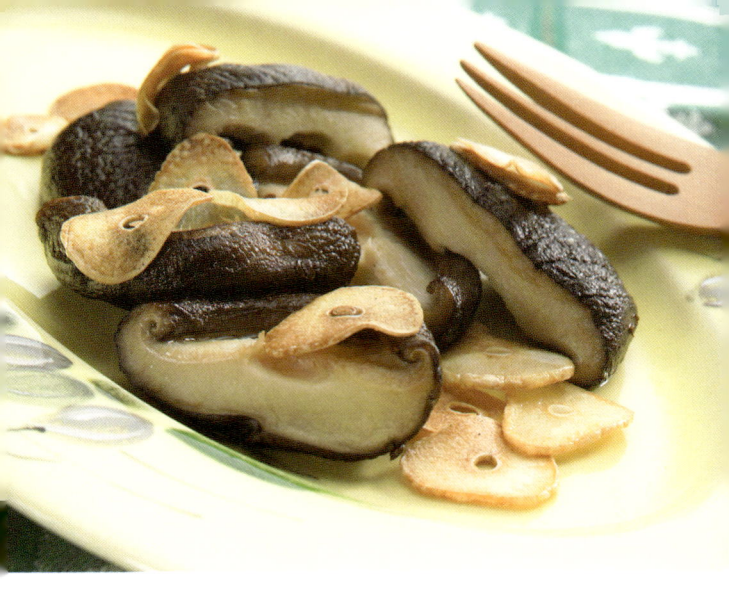

しいたけのガーリックソテー

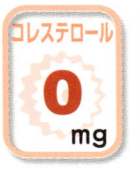

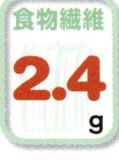

エネルギー	脂質	コレステロール	食物繊維	食塩
45 kcal	3.3 g	0 mg	2.4 g	0.8 g

組み合わせるなら

- 豚肉と野菜の蒸し煮（p46）→しいたけには食物繊維が多いので、余分な油の吸収を防ぐ。
- 小松菜の麻婆ソース（p56）→ビタミンB_1、C、β-カロテン、食物繊維を補う。

材料（2人分）

しいたけ8枚　にんにく1片
オリーブ油大さじ1/2　塩少々

作り方

① しいたけは石づきを除いて、半分に切る。にんにくは薄切りにする。
② フライパンににんにくとオリーブ油を入れ、火にかける。
③ にんにくが色づいたら取り出す。しいたけを入れて、塩をふり炒める。
④ しいたけに火が通りしんなりしたら、にんにくとともに器に盛る。

ポイント

- しいたけの特有成分エリタデニンは、血中コレステロールを減らして血流をよくする。ビタミンB_1、B_2は脂質や糖質の代謝を促進し、血糖値を下げ血中脂質の増加を抑える働きがある。
- にんにくはビタミンB_1の吸収を助けて糖質の代謝を促進、吸収を抑制する。抗酸化作用が強く若さと健康を維持する。水溶性食物繊維も豊富で、血液サラサラ効果が高い。
- オリーブ油にはビタミンA、E、オレイン酸、スクワレンなど血液サラサラ効果の高い成分がたくさん含まれている。

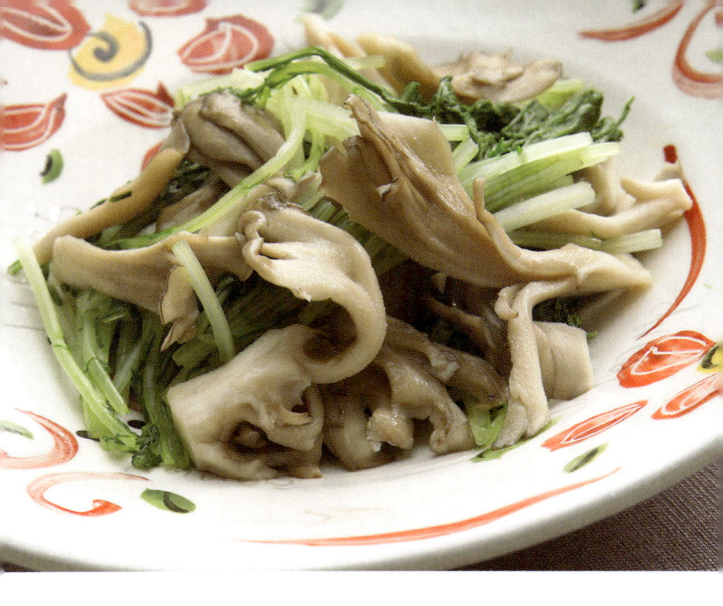

まいたけと水菜のおひたし

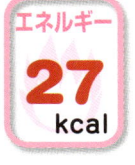

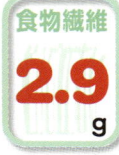

エネルギー	脂質	コレステロール	食物繊維	食塩
27 kcal	0.4 g	0 mg	2.9 g	1.4 g

組み合わせるなら

- **玄米のカレーピラフ**（p18）→玄米の食物繊維ほかビタミンB_1、E、β-カロテンを補う。
- **豚肉のねぎみそ焼き**（p48）→ビタミンB_1とB_1の働きを促進する硫化アリルを補う。

材料（2人分）

まいたけ100g　水菜100g
Ⓐ[しょうゆ大さじ1　だし汁大さじ3
　ゆずの絞り汁小さじ1]

作り方

① まいたけは小房に分け、サッとゆでる。
② 水菜はサッとゆでて水に取る。水気を絞って3cm長さに切る。
③ ボウルにⒶを入れて、まいたけと水菜をあえる。

ポイント

- まいたけのX-フラクションは、ブドウ糖を細胞内に取り込みインスリンの働きを正常に保つ作用があり血糖値を下げる。ビタミンB群がほかのきのこより多く含まれるので、血糖値の降下作用は強い。ただし、熱に弱いので高温加熱は避ける。
- 水菜は、食物繊維やビタミンCを多く含む。
- ゆずは、抗酸化作用の強いビタミンCや疲労回復に効果のあるクエン酸を多く含む。

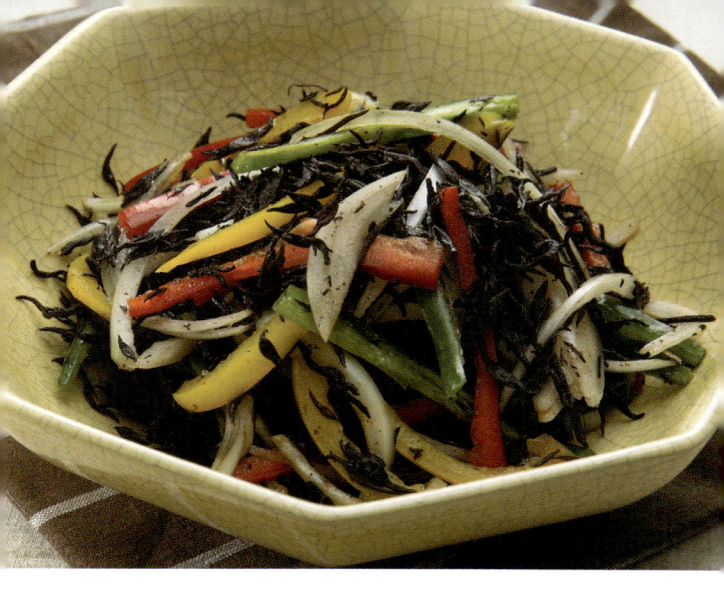

ひじきと野菜のサラダ

エネルギー	脂質	コレステロール	食物繊維	食塩
112 kcal	4.5 g	1.0 mg	6.8 g	2.2 g

組み合わせるなら

- ささ身の蒸し焼き　きのこソース（p44）→良質のたんぱく質であるささ身を補い、不溶性食物繊維のきのこを加える。
- 豆腐の豆乳鍋（p86）→豆腐にはたんぱく質は豊富だが食物繊維が少ないので、ひじきなどと組み合わせるとよい。

材料（2人分）

ひじき(乾)20g　ピーマン(青・赤)各1個
パプリカ(黄)1/2個　たまねぎ1/4個
ごま油大さじ2/3　酒大さじ1　しょうゆ大さじ1
塩少々

作り方

① ひじきは洗って水で戻し、水気をきっておく。
② ピーマンとパプリカはへたと種を除き、縦のせん切りにする。
③ たまねぎは縦のせん切りにする。
④ 鍋にごま油を熱し、ひじきをよく炒める。酒、しょうゆを加えて汁気がなくなるまでよく煮る。
⑤ ❹にピーマン、パプリカ、たまねぎを混ぜ合わせ、塩で味を調える。

ポイント

- ひじきは水溶性食物繊維が豊富。コレステロールや有害物質を体外に排出し、動脈硬化の予防に役立つ。また、インスリンの作用を高めて血糖値を下げる働きのあるクロム含有量がほかの海藻よりも格段に多い。油で調理すると、よりいっそうカロテンの働きがよくなる。
- 青ピーマンの青臭さのもとであるピラジンは、血が固まるのを防ぐ働きがある。赤や黄色ピーマンはビタミンCや、β-カロテンが大変多く、生食すると活性酸素抑制作用が強いままで摂取できる。また、組織がかたいのでピーマンのビタミンCは加熱しても壊れにくい。

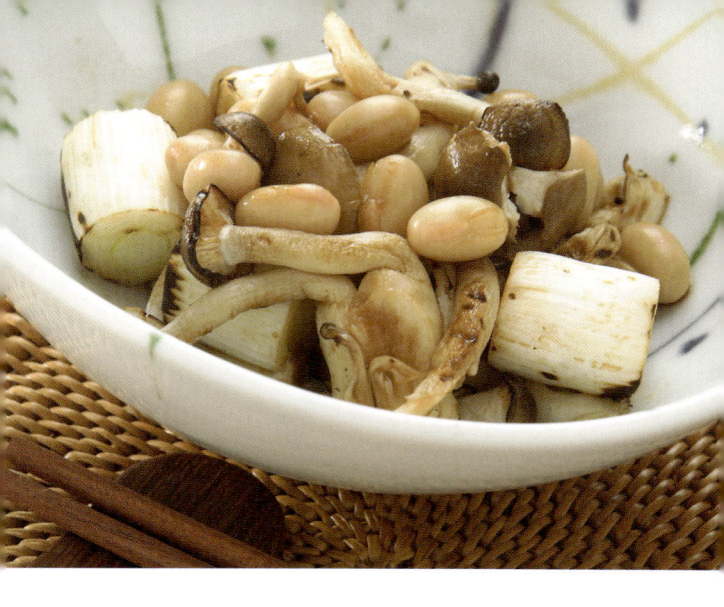

大豆とねぎの中華風あえ物

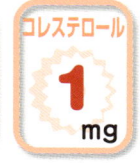

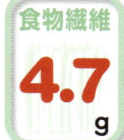

エネルギー	脂質	コレステロール	食物繊維	食塩
115 kcal	6.3 g	1 mg	4.7 g	0.5 g

組み合わせるなら

- 焼きパプリカのマリネ（p90）→パプリカとオリーブオイルでビタミンC、Eを補う。
- 海藻サラダ（p110）→水溶性食物繊維たっぷりな海藻を加える。

材料（2人分）

大豆（ゆで）90g　ねぎ1/2本　しめじ50g
❹［しょうゆ小さじ1・1/2
　　オイスターソース小さじ2/3　酢小さじ1
　　ごま油小さじ1］

作り方

① ねぎは2cmの小口切り、しめじは石づきを除いて小房に分ける。
② ねぎとしめじは、網で焼き色がつく程度に焼く。
③ ❹を混ぜ合わせ、大豆とねぎ、しめじを加えてあえる。

ポイント

- 大豆の植物性たんぱく質は、コレステロールを減らして血管を強くする働きがある。また、血圧上昇作用のある酵素の働きを阻害するため、血圧を下げる作用も強力。脂質の酸化を防ぎ、排泄も促すので脂質異常症の改善にも効果がある。
- オイスターソースは、かきの煮汁に砂糖、しょうゆなどを加えた中華調味料で、「かき油」とも呼ばれる。グルタミン酸が多く、亜鉛やタウリンのほか、活性酸素を除去する働きがあるメラノイジンも豊富。

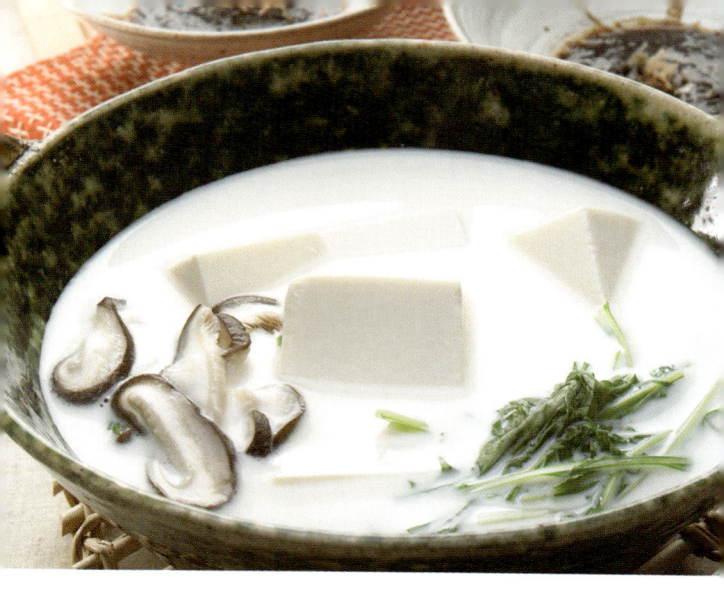

豆腐の豆乳鍋

エネルギー	脂質	コレステロール	食物繊維	食塩
246 kcal	10.7 g	3 mg	5.1 g	3.1 g

組み合わせるなら

- ブロッコリーとわかめのねぎオイルあえ（p58）→β-カロテンや水溶性食物繊維の多い緑黄色野菜やわかめを補う。
- じゃがいもの煮物（p110）→強い抗酸化力をもち、壊れにくいじゃがいものビタミンCを補う。

材料（2人分）

絹ごし豆腐2丁　しいたけ4枚　水菜200g
豆乳1･1/2カップ　昆布5cm　水2カップ
塩小さじ1
Ⓐ[かつお節・しょうゆ適量]

作り方

① しいたけは軸を取って細切り、水菜は5cm長さに切る。
② 鍋に昆布と水を入れて中火にかけ、煮立つ直前に昆布を取り出す。
③ ❷に塩と豆乳を加え中火で煮る。
④ 煮立ったら4等分に切った豆腐を入れる。さらにしいたけ、水菜の順で加えて煮る。
⑤ Ⓐにつけていただく。

ポイント

- 豆腐は血中コレステロール値を下げて善玉コレステロールを増やすレシチンを多く含む。食物繊維やビタミンCが少ないので、野菜やわかめなどと組み合わせるとよい。
- 豆乳は大豆たんぱくやビタミンE、イソフラボンが豊富でコレステロール値や中性脂肪の低下に役立つ。
- 水菜には不溶性食物繊維やビタミンCが多く含まれている。

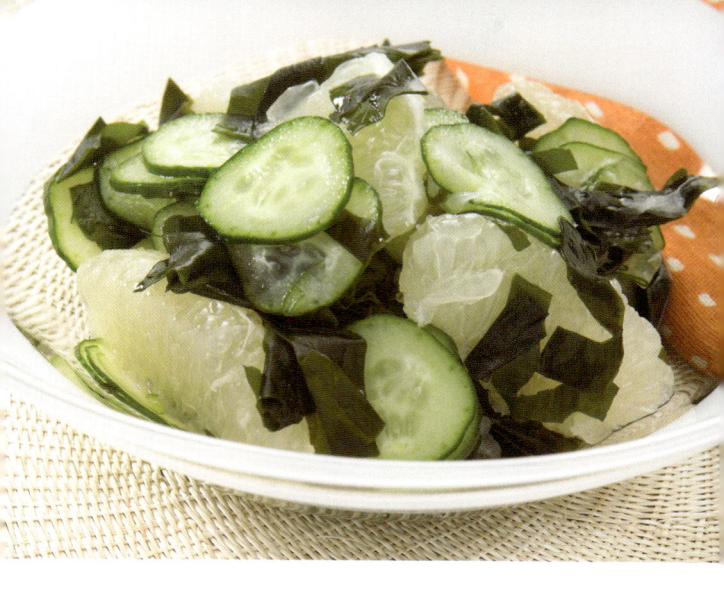

グレープフルーツの酢の物

エネルギー	脂質	コレステロール	食物繊維	食塩
22 kcal	0.1 g	0 mg	0.8 g	0.7 g

組み合わせるなら

- おろしそば（p22）→そばのルチンはビタミンC豊富な野菜や果物と一緒にとると効果が高まる。
- 小松菜の麻婆ソース（p56）→酢の物は豚肉の代謝を促進し、余分な脂肪の吸収を抑えてくれる。

材料（2人分）

グレープフルーツ80g　きゅうり40g　わかめ20g
Ⓐ[だし汁大さじ1　酢大さじ1　塩少々]

作り方

① グレープフルーツは外皮、薄皮、種を除いておく。
② きゅうりは薄い輪切りにする。
③ わかめは小口切りにする。
④ グレープフルーツときゅうり、わかめを混ぜ合わせ、Ⓐであえる。

ポイント

- 降圧剤（カルシウム拮抗剤等）の服用中は、グレープフルーツは禁止の場合がある。医師・薬剤師に必ず相談を。
- グレープフルーツは柑橘類のなかでも糖分が少ないため、血糖値の上昇を緩慢にする。ビタミン様物質のヘスペリジンは毛細血管を強化して血圧の上昇を抑える働きがあり、中性脂肪を分解して血液をサラサラにする効果もある。また、抗酸化作用のあるビタミンC、Eも豊富。
- 酢は脂質の代謝を活発にし、余分な脂肪（コレステロールや中性脂肪）の吸収を抑える働きがある。

もう1品！

焼きパプリカのマリネ

142kcal　食塩0.6g

材料（2人分）
パプリカ（赤・黄）各小1個　ピーマン小1/2個
アーモンド20g　Ⓐ[オリーブ油大さじ1　砂糖・塩・こしょう（黒）各少々]

作り方
① パプリカとピーマンはへたと種を除き、縦方向に切る。グリルでこげ目がつくまで焼く。
② アーモンドは粗く刻み、Ⓐと混ぜ合わせ❶を漬ける。2時間後が食べ頃。

モロヘイヤの中華風おひたし

39kcal　食塩0.2g

材料（2人分）
モロヘイヤ100g　Ⓐ[ごま油小さじ1　しょうゆ小さじ1/2]

作り方
① モロヘイヤは茎を取り除き、サッとゆでる。たたくように細かく刻んで、ぬめりを出す。
② モロヘイヤとⒶを混ぜ合わせ、器に盛る。

汁物・スープ

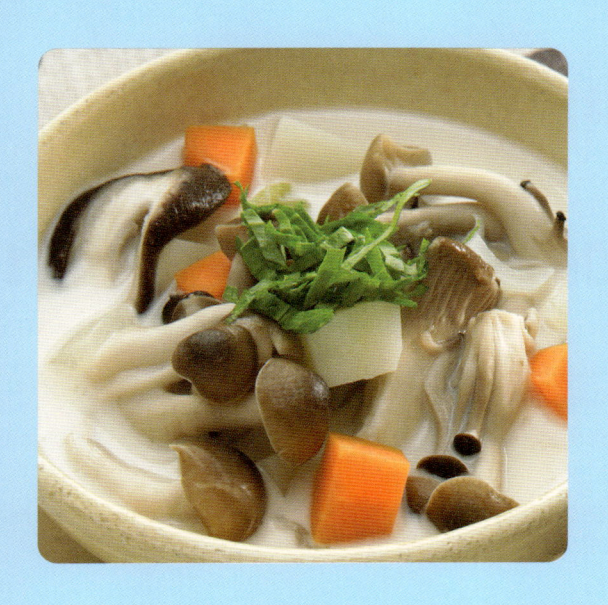

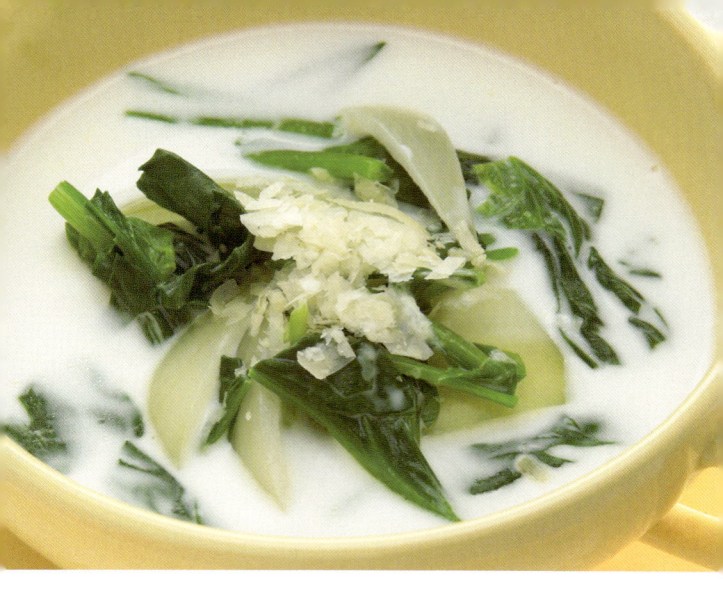

ほうれんそうとたまねぎのミルクスープ

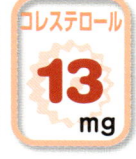

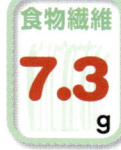

エネルギー	脂質	コレステロール	食物繊維	食塩
100 kcal	4.8 g	13 mg	7.3 g	1.1 g

組み合わせるなら

- **豚肉のねぎみそ焼き**（p48）→糖質代謝を促進する豚肉のビタミンB_1を補う。
- **ひじきのマリネ**（p102）→ひじきのミネラル分や食物繊維、ビタミンEを補う。

材料（2人分）

ほうれんそう100g　たまねぎ1/4個　牛乳1カップ
固形コンソメ1/4個　水3/4カップ
パルメザンチーズ小さじ2　塩・こしょう少々

作り方

① ほうれんそうは熱湯でゆで、冷水に取る。水気を絞って2cm長さに切る。
② たまねぎはくし形に切る。
③ 鍋にたまねぎ、固形コンソメ、水を入れふたをして火にかける。沸騰したら弱火にして12分ほど煮る。
④ ほうれんそう、牛乳を加え、塩、こしょうで味を調える。沸騰直前にパルメザンチーズを混ぜ、火を止める。

ポイント

- ほうれんそうは、抗酸化作用の強いビタミンCやβ-カロテン、クロロフィルを多く含んでおり、コレステロールを減らし、血液をサラサラにする働きがある。
- 牛乳には脂質代謝を促進して脂質をエネルギーに変え、血中に蓄積しないようにするビタミンB_2が多い。
- パルメザンチーズはたんぱく質が多い。少量加えるとスープのこくとうまみが増す。

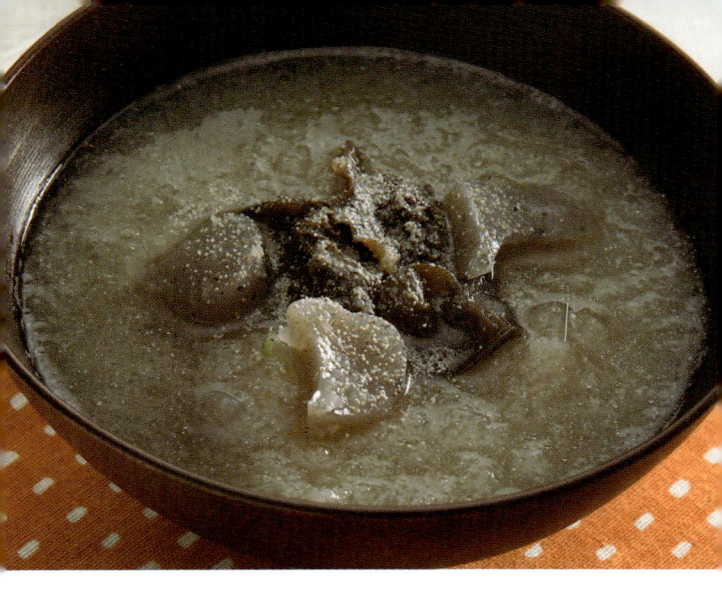

こんにゃくのみぞれ汁

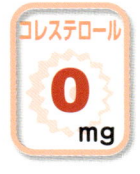

エネルギー	脂質	コレステロール	食物繊維	食塩
36 kcal	2.1 g	0 mg	1.7 g	0.9 g

組み合わせるなら

- **豚肉と野菜の蒸し煮**（p46）→こんにゃくの水溶性食物繊維を加えることにより、豚肉のコレステロールの吸収を抑えてくれる。
- **かぼちゃとツナのレンジ蒸し**（p52）→ビタミンC、E、β-カロテン、IPA、DHA豊富なメニューを追加する。

材料（2人分）

こんにゃく1/4枚　だいこん200g　きくらげ（乾）2枚
ごま油小さじ1　だし汁（昆布）1カップ
しょうゆ小さじ1　塩・こしょう少々

作り方

① こんにゃくは手で小さくちぎり、熱湯で2分ほどゆでる。水で洗い、ざるに上げておく。
② だいこんは皮をむいて、おろしておく。きくらげは水で戻す。
③ 鍋にごま油を熱し、こんにゃくを炒めてだし汁を注ぐ。煮立ったらしょうゆと塩で調味する。
④ きくらげとだいこんおろしを加えて一煮し、こしょうをふる。

ポイント

- こんにゃくは、グルコマンナンという水溶性食物繊維を多く含む。糖質やコレステロールを吸着し腸で吸収されるのを抑制するので、卵などのコレステロールやうどんなどの糖質、脂身の多い肉など脂質の多い食品を食べたい時に組み合わせるとよい。
- きくらげはカリウムや食物繊維を多く含むので、糖質や脂質の吸収を抑制し血圧やコレステロールを下げる。
- だいこんはカリウムが多く消化を促進するので、血圧の高い人や胸やけがする時、焼き魚などと一緒に食べるとよい。

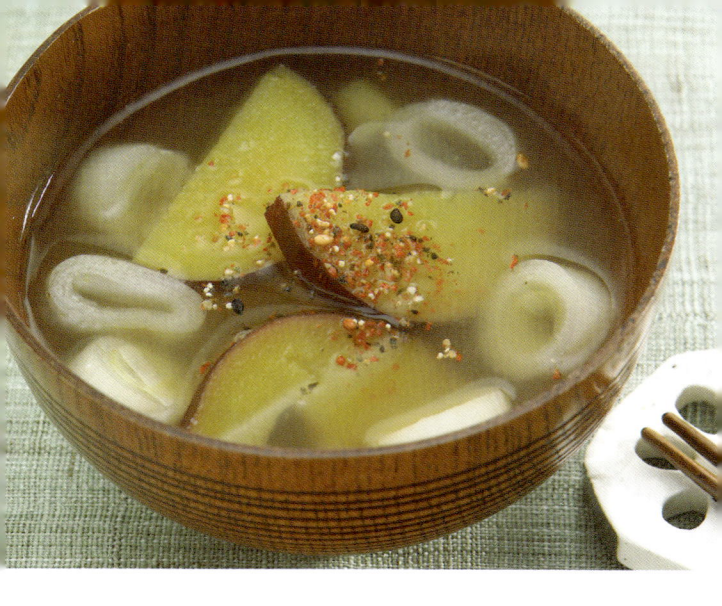

さつまいもとねぎのみそ汁

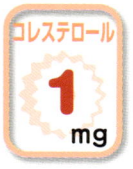

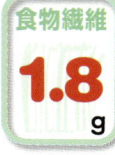

エネルギー	脂質	コレステロール	食物繊維	食塩
83 kcal	2.8 g	1 mg	1.8 g	1.2 g

組み合わせるなら

- **さんま塩焼き　めかぶあえ**（p32）→IPAやDHAのほか、水溶性食物繊維を補う。
- **豚肉と野菜の蒸し煮**（p46）→抗酸化力の強いビタミンB_1、Cたっぷりのメニューを追加。

材料（2人分）

さつまいも50g　ねぎ50g　ごま油小さじ1
だし汁1・1/2カップ　みそ大さじ1
七味唐がらし少々

作り方

① さつまいもは皮つきのまま5mm厚さの半月切りにし、水にさらす。
② ねぎは1cmの小口切りにする。
③ 鍋にごま油を熱し、ねぎを入れて焼く。さつまいもとだし汁を加え、やわらかくなるまで煮る。
④ みそを溶き入れ、煮立つ直前に火を止める。好みで七味唐がらしをふる。

ポイント

- さつまいもの食物繊維は、いも類のなかでもっとも多い。また、さつまいものビタミンCは熱にも壊れにくいのが特徴。ビタミンB_1、Eなども豊富に含む。
- 納豆、みそ、しょうゆなどの大豆の発酵食品には微量だが大豆ペプチドが含まれている。大豆ペプチドは基礎代謝や食後のエネルギー消費を増加させ、体脂肪の燃焼を促進するので、ダイエットに最適。毎日みそ汁をとればその効果があらわれやすい。

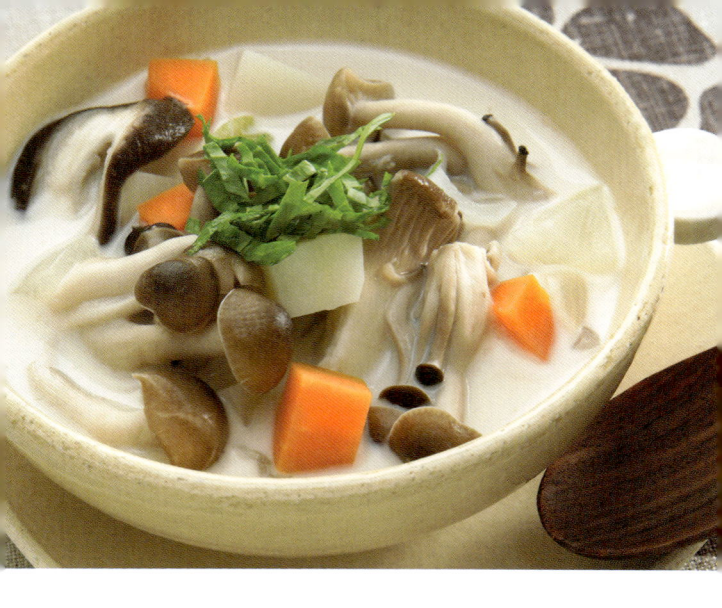

ミックスきのこのミルクみそ汁

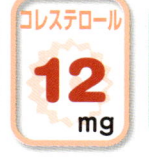

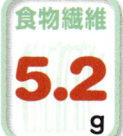

エネルギー	脂質	コレステロール	食物繊維	食塩
131 kcal	5.4 g	12 mg	5.2 g	1.2 g

組み合わせるなら

- さんま塩焼き　めかぶあえ（p32）→めかぶの食物繊維やビタミンC、さんまのたんぱく質、IPA、DHAを補う。
- モロヘイヤの中華風おひたし（p90）→抗酸化成分であるβ-カロテンやビタミンC、Eを補う。

材料（2人分）

きのこ（しいたけ、しめじ、エリンギなど合わせて）200g
にんじん25g　たまねぎ25g　じゃがいも25g
セロリ25g　セロリの葉適量　だし汁1カップ
牛乳1カップ　みそ大さじ1

作り方

① きのこは石づきを除き、食べやすい大きさに切る。
② にんじん、たまねぎ、じゃがいも、セロリは、それぞれ1cm角に切っておく。
③ セロリの葉は細切りにする。
④ 鍋にだし汁ときのこを入れ、やわらかくなるまで煮る。みそと❷を加えて煮立て、牛乳を入れて一煮する。器に盛り、セロリの葉を添える。

ポイント

- エリンギは不溶性食物繊維の一種β-グルカンを多く含む。腸内の脂肪をからめ取り、肝臓での脂肪沈着を抑えるので、脂肪のとり過ぎによる血中脂質の増加を抑制してくれる。
- セロリ独特の香り成分は、活性酸素の害を除くポリフェノール。抗酸化作用が強く血液サラサラ効果が期待できる。
- 牛乳には脂質代謝を促進し、エネルギーに変えて血中への蓄積を抑制するビタミンB_2が豊富に含まれる。

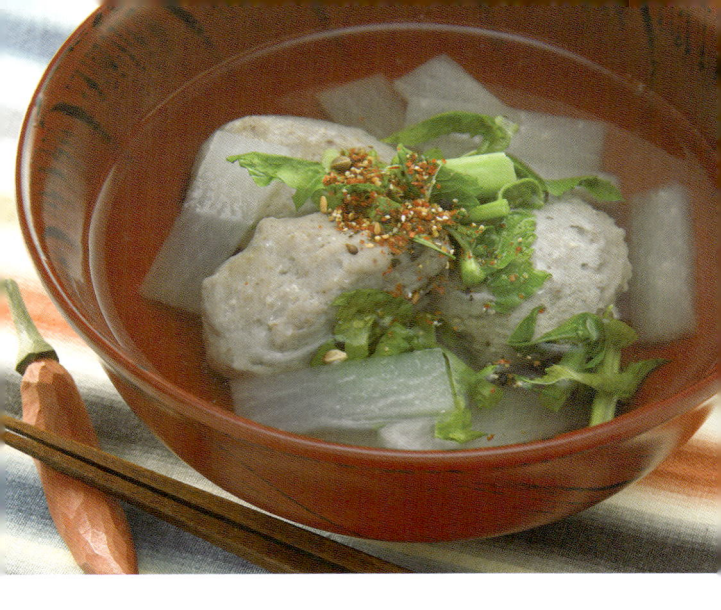

いわしのつみれ汁

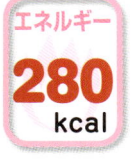

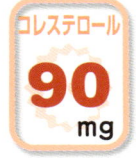

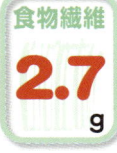

エネルギー	脂質	コレステロール	食物繊維	食塩
280 kcal	**8.0** g	**90** mg	**2.7** g	**3.3** g

組み合わせるなら

- 小松菜のからしあえ（p26）→ビタミンや食物繊維の豊富な小松菜をプラスする。
- まいたけと水菜のおひたし（p80）→食物繊維の多いきのことビタミンCたっぷりの水菜をプラスする。

材料(2人分)

いわし2尾　さといも1個　だいこん200g
だいこんの葉適量　だし汁2･1/2カップ
🅐[みそ大さじ1/2　塩少々　しょうが汁小さじ1
　　片栗粉大さじ1･1/2]
酒大さじ1/2　塩小さじ1/2　しょうゆ小さじ1/2
七味唐がらし少々

作り方

① いわしは頭を切り落とし手開きにする。皮と尾を除いて3cm幅に切る。さといもは皮をむき、すりおろす。
② フードプロセッサーに❶と🅐をかける。
③ だいこんは4cm長さの短冊切りにする。葉は2cm長さに切った物を6本用意する。
④ 鍋にだいこんとだし汁を入れて強火にかける。煮立ったら弱火にし、やわらかくなったら酒、塩を加える。
⑤ 再度強火にし、❷をスプーンで一口大にすくって入れる。浮いてきてから3分ほど煮る。
⑥ しょうゆとだいこんの葉を加えて火を止める。器に盛り、好みで七味唐がらしを添える。

ポイント

● いわしには血栓を溶解させ、中性脂肪を減らすDHAが豊富。また、血流をスムーズにするIPA濃度も高い。食品に含まれる有効成分は、加熱調理中に減少してしまうことが多いが、イワシペプチドは血圧を下げる作用が強く、加熱によって体内での利用率が増すのでいわしの場合は加熱がおすすめ。

もう1品!

トマトの白あえ　ヨーグルト風味

134kcal　食塩1.0g

材料（2人分）
木綿豆腐2/3丁　わかめ30g　トマト2個　Ⓐ[プレーンヨーグルト大さじ4　マヨネーズ大さじ1/2　粒マスタード適量　塩・こしょう少々]

作り方
① 豆腐は2cm角、わかめは水で戻し、3cm長さに切る。トマトはくし型に切る。
② ボウルに豆腐の半量を入れてつぶす。残りの豆腐とトマト、わかめを加えⒶであえる。

ひじきのマリネ

35kcal　食塩0.8g

材料（2人分）
ひじき（乾）5g　たまねぎ20g　木の芽少々　油小さじ1　Ⓐ[酢小さじ1　だし汁・しょうゆ大さじ2　みりん大さじ1/2　こしょう小さじ1/2]

作り方
①ひじきは水で戻す。たまねぎは薄切り。②フライパンに油を熱し、ひじきを炒める。水気を飛ばし、熱いうちにⒶにつける。③冷めたらたまねぎを加え、器に盛って木の芽を散らす。

デザート

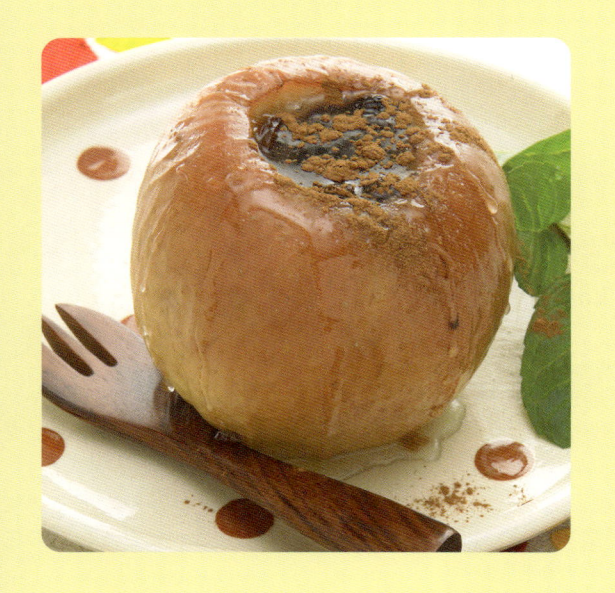

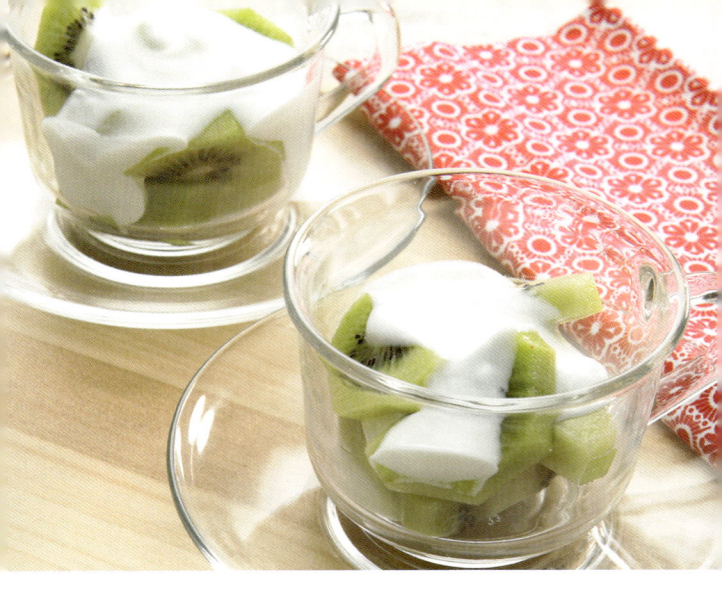

キウイフルーツのヨーグルトあえ

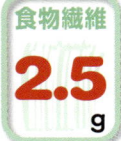

エネルギー	脂質	コレステロール	食物繊維	食塩
131 kcal	**2.4** g	**9** mg	**2.5** g	**0.1** g

組み合わせるなら

- **玄米のカレーピラフ**（p18）→玄米の食物繊維ほか、ビタミンB₁、E、β-カロテンを加え栄養バランスを整える。
- **きんめだいのちり蒸し**（p28）→キウイフルーツの食物繊維にきんめだいのたんぱく質を加えると、ビタミン類の生成が活発になる。

材料（2人分）

キウイフルーツ2個
Ⓐ[プレーンヨーグルト3/4カップ　はちみつ大さじ1]

作り方

① キウイフルーツは皮をむき、一口大に切る。
② キウイフルーツを器に盛る。混ぜ合わせたⒶを、食べる直前にかける。

ポイント

- キウイフルーツは果物のなかでもとくにビタミンCが豊富。水溶性食物繊維（ペクチン）も非常に多い。水溶性食物繊維はブドウ糖の吸収を緩やかにして血糖値の急激な上昇を抑える。また、有害物質を排泄しコレステロールや脂肪などの吸収を緩慢にする働きもある。
- ヨーグルトは乳酸菌が血中コレステロール値や血圧を下げる働きがある。

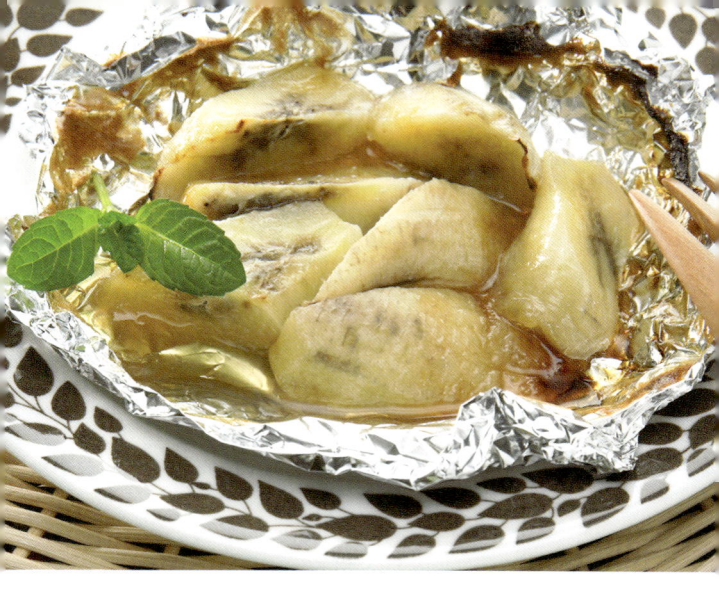

焼きバナナ

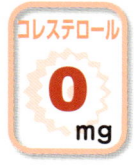

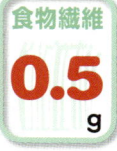

エネルギー	脂質	コレステロール	食物繊維	食塩
46 kcal	0.1 g	0 mg	0.5 g	0.0 g

> 組み合わせるなら

- **大豆とねぎの中華風あえ物**（p84）→大豆にはビタミンB_1が多く、バナナの代謝を促進する。
- **ミックスきのこのミルクみそ汁**（p98）→牛乳のみそ汁は、バナナに不足するたんぱく質を補ってくれる。また血圧を下げる効果も高まる。

材料（2人分）

バナナ1本　メープルシロップ小さじ1

作り方

① バナナは皮をむいて、乱切りにする。
② アルミホイルの上にバナナをのせ、メープルシロップをかける。オーブントースターで5〜7分ほど焼く。

ポイント

● バナナには不溶性食物繊維が多く、腸の働きを促進する。カリウムが多く体を冷やすので、焼いて食べることで体を温め血行をよくすることができる。活性酸素を除去するポリフェノールも豊富なので血液サラサラ効果が高い。

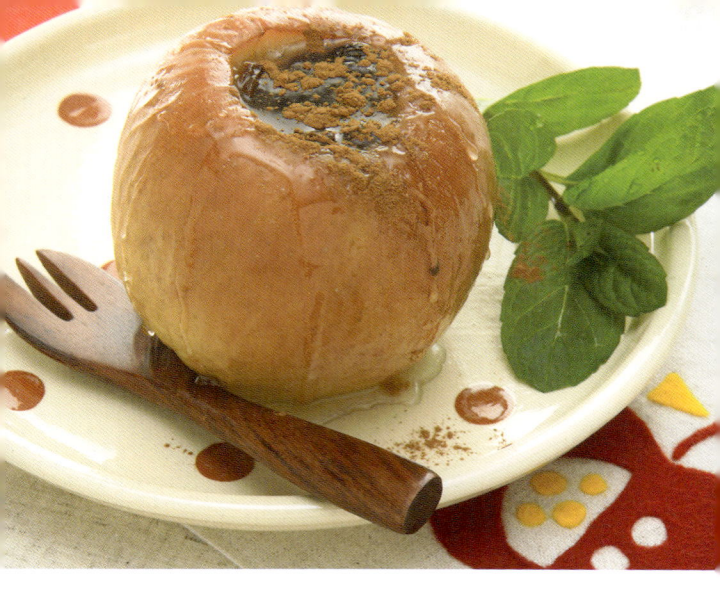

蒸しりんご

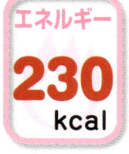

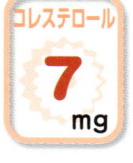

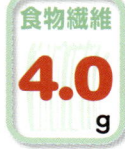

エネルギー	脂質	コレステロール	食物繊維	食塩
230 kcal	2.8 g	7 mg	4.0 g	0.0 g

組み合わせるなら

- **大豆入り玄米雑炊**（p20）→たっぷりの水溶性食物繊維を加えることにより、糖質の吸収を抑える。
- **かぼちゃとツナのレンジ蒸し**（p52）→かぼちゃは栄養効果が高いが、糖質の含有量も多い。水溶性食物繊維を多く含むりんごと組み合わせれば糖質の吸収を抑制してくれる。

材料（2人分）

りんご2個
Ⓐ ［レーズン大さじ1
　　きび砂糖（なければ上白糖）大さじ1/2
　　バター（無塩）大さじ1/2　ブランデー小さじ2］
はちみつ大さじ1　シナモンパウダー少々

作り方

① りんごは芯をくり抜き、穴の中にⒶを詰める。芯の上部は切り取っておく。
② 芯の上部をふたにする。耐熱皿にのせ、蒸気の上がった蒸し器に入れて10分ほど蒸す。
③ 蒸し器から出し、熱いうちにはちみつとシナモンをかける。

ポイント

- りんごの水溶性食物繊維ペクチンは皮に多く含まれており、蒸すことにより皮ごと食べることができる。ペクチンはブドウ糖の吸収を緩やかにして血糖値の急激な上昇やコレステロールの吸収を抑えたり、脂肪などの吸収を緩慢にする働きがある。また抗酸化成分アントシアニンも含まれ、血液サラサラ効果が高い。
- シナモンには血糖値の降下作用がある抗酸化物質タンニンが豊富に含まれている。
- アルコールが苦手な場合は、砂糖の量を減らしメープルシロップをかけてもよい。

もう1品!

海藻サラダ

67kcal　食塩0.8g

材料(2人分)
海藻ミックス(乾)10g　だいこん50g
Ⓐ[酢・油各大さじ1　しょうゆ大さじ1/2]

作り方
①海藻は水で戻し、水気をきっておく。
②だいこんは皮をむき、すりおろしておく。
③Ⓐと海藻、だいこんおろしをあえる。

じゃがいもの煮物

109kcal　食塩1.3g

材料(2人分)
じゃがいも80g　にんじん30g　油揚げ1枚　さやえんどう10g　油小さじ1　Ⓐ[昆布3g　水1/2カップ]　Ⓑ[砂糖小さじ1　しょうゆ大さじ1]

作り方
①じゃがいもはかためにゆで、皮をむく。にんじんは乱切り、油揚げは一口大に切る。さやえんどうは筋を取り、昆布は一口大に切って水にひたす。②鍋に油を熱し、じゃがいもを炒めてⒶを加える。にんじん、油揚げを加えⒷで調味し、20分煮る。火を止める前にさやえんどうを加える。

付録・食品別栄養成分

表の見方

トマト

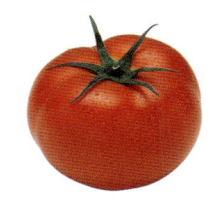

	100gあたり		中1個200g	
エ	19kcal	エ	37kcal
脂	0.1g	脂	0.2g
コ	0mg	コ	0mg
繊	1.0g	繊	1.9g
塩	0.0g	塩	0.0g

正味194g

可食部100gあたりのエネルギー量、脂質、コレステロール、食物繊維、食塩相当量

目安量あたりのエネルギー量、脂質、コレステロール、食物繊維、食塩相当量

ごはん

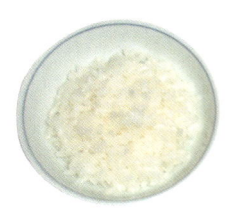

100gあたり		茶碗1膳150g	
エ	168kcal	エ	252kcal
脂	0.3g	脂	0.5g
コ	0mg	コ	0mg
繊	0.3g	繊	0.5g
塩	0.0g	塩	0.0g

かゆ(五分)

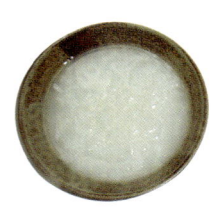

100gあたり		茶碗大1杯200g	
エ	36kcal	エ	72kcal
脂	0.1g	脂	0.2g
コ	0mg	コ	0mg
繊	0.1g	繊	0.2g
塩	0.0g	塩	0.0g

おにぎり

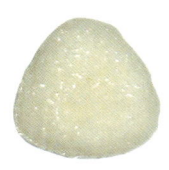

100gあたり		1個110g	
エ	179kcal	エ	197kcal
脂	0.3g	脂	0.3g
コ	0mg	コ	0mg
繊	0.4g	繊	0.4g
塩	0.5g	塩	0.6g

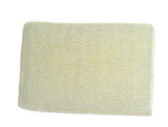

もち

100gあたり		1個50g	
エ	235kcal	エ	118kcal
脂	0.8g	脂	0.4g
コ	0mg	コ	0mg
繊	0.8g	繊	0.4g
塩	0.0g	塩	0.0g

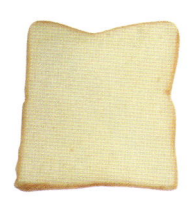

食パン

100gあたり		6枚切1枚60g	
エ	264kcal	エ	158kcal
脂	4.4g	脂	2.6g
コ	0mg	コ	0mg
繊	2.3g	繊	1.4g
塩	1.3g	塩	0.8g

クロワッサン

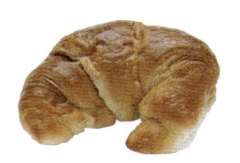

100gあたり		1個40g	
エ	448kcal	エ	179kcal
脂	26.8g	脂	10.7g
コ	微量	コ	微量
繊	1.8g	繊	0.7g
塩	1.2g	塩	0.5g

うどん(ゆで)

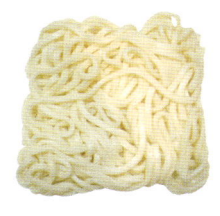

100gあたり		1玉250g	
エ	105kcal	エ	263kcal
脂	0.4g	脂	1.0g
コ	0mg	コ	0mg
繊	0.8g	繊	2.0g
塩	0.3g	塩	0.8g

中華めん(生)

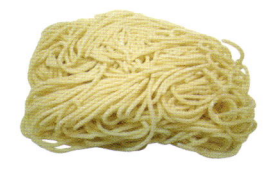

100gあたり		1玉120g	
エ	281kcal	エ	337kcal
脂	1.2g	脂	1.4g
コ	0mg	コ	0mg
繊	2.1g	繊	2.5g
塩	1.0g	塩	1.2g

そうめん（乾）

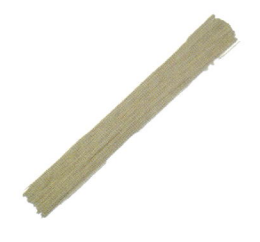

100gあたり		1食分80g	
エ	356kcal	エ	285kcal
脂	1.1g	脂	0.9g
コ	0mg	コ	0mg
繊	2.5g	繊	2.0g
塩	※3.8g	塩	3.0g

※ゆでた後は0.2g

そば（乾）

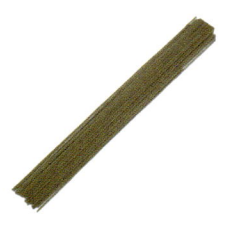

100gあたり		1食分100g	
エ	344kcal	エ	344kcal
脂	2.3g	脂	2.3g
コ	0mg	コ	0mg
繊	3.7g	繊	3.7g
塩	2.2g	塩	2.2g

スパゲティ（乾）

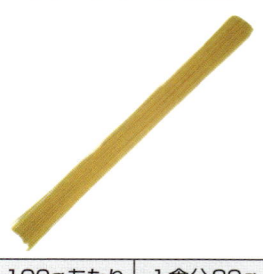

100gあたり		1食分80g	
エ	378kcal	エ	302kcal
脂	2.2g	脂	1.8g
コ	0mg	コ	0mg
繊	2.7g	繊	2.2g
塩	0.0g	塩	0.0g

あじ

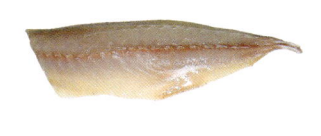

100gあたり		中1尾180g	
エ	121kcal	エ	98kcal
脂	3.5g	脂	2.8g
コ	77mg	コ	62mg
繊	0.0g	繊	0.0g
塩	0.3g	塩	0.2g

正味81g

いわし

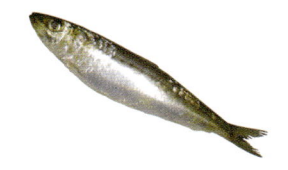

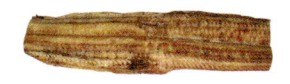

100gあたり		中1尾100g	
エ	217kcal	エ	109kcal
脂	13.9g	脂	7.0g
コ	65mg	コ	33mg
繊	0.0g	繊	0.0g
塩	0.3g	塩	0.2g

正味50g

うなぎ(蒲焼き)

100gあたり		1串100g	
エ	293kcal	エ	293kcal
脂	21.0g	脂	21.0g
コ	230mg	コ	230mg
繊	0.0g	繊	0.0g
塩	1.3g	塩	1.3g

かつお(春)

100gあたり		1節300g	
エ	114kcal	エ	342kcal
脂	0.5g	脂	1.5g
コ	60mg	コ	180mg
繊	0.0g	繊	0.0g
塩	0.1g	塩	0.3g

さけ

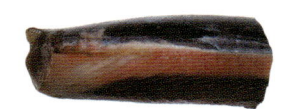

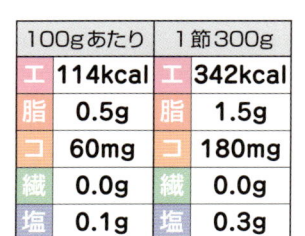

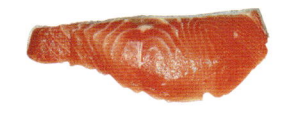

100gあたり		1切120g	
エ	138kcal	エ	166kcal
脂	4.5g	脂	5.4g
コ	51mg	コ	61mg
繊	0.0g	繊	0.0g
塩	0.1g	塩	0.1g

さば

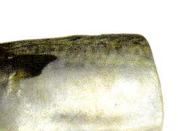

100gあたり		1切100g	
エ	202kcal	エ	202kcal
脂	12.1g	脂	12.1g
コ	64mg	コ	64mg
繊	0.0g	繊	0.0g
塩	0.4g	塩	0.4g

さんま

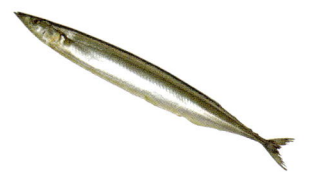

100gあたり		中1尾150g	
エ	310kcal	エ	326kcal
脂	24.6g	脂	25.8g
コ	66mg	コ	69mg
繊	0.0g	繊	0.0g
塩	0.3g	塩	0.3g

正味105g

ししゃも

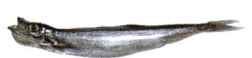

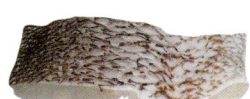

100gあたり		1尾15g	
エ	177kcal	エ	27kcal
脂	11.6g	脂	1.7g
コ	290mg	コ	44mg
繊	0.0g	繊	0.0g
塩	1.5g	塩	0.2g

たい

100gあたり		1切100g	
エ	194kcal	エ	194kcal
脂	10.8g	脂	10.8g
コ	72mg	コ	72mg
繊	0.0g	繊	0.0g
塩	0.1g	塩	0.1g

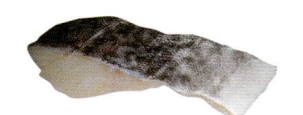

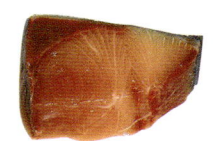

たら

100gあたり		1切100g	
エ	77kcal	エ	77kcal
脂	0.2g	脂	0.2g
コ	58mg	コ	58mg
繊	0.0g	繊	0.0g
塩	0.3g	塩	0.3g

ぶり

100gあたり		1切90g	
エ	257kcal	エ	231kcal
脂	17.6g	脂	15.8g
コ	72mg	コ	65mg
繊	0.0g	繊	0.0g
塩	0.1g	塩	0.1g

まぐろ（赤身）

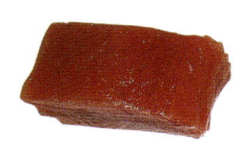

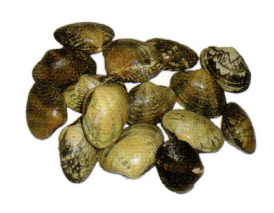

100gあたり		1食分80g	
エ	125kcal	エ	100kcal
脂	1.4g	脂	1.1g
コ	50mg	コ	40mg
繊	0.0g	繊	0.0g
塩	0.1g	塩	0.1g

あさり

100gあたり		1食分80g	
エ	30kcal	エ	10kcal
脂	0.3g	脂	0.1g
コ	40mg	コ	13mg
繊	0.0g	繊	0.0g
塩	2.2g	塩	0.7g

正味32g

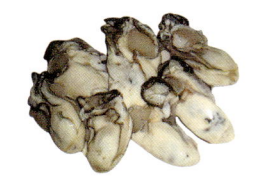

かき

100gあたり		1食分50g	
エ	60kcal	エ	30kcal
脂	1.4g	脂	0.7g
コ	51mg	コ	26mg
繊	0.0g	繊	0.0g
塩	1.3g	塩	0.7g

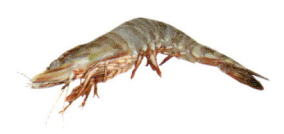

えび

100gあたり		中1尾40g	
エ	97kcal	エ	17kcal
脂	0.6g	脂	0.1g
コ	170mg	コ	31mg
繊	0.0g	繊	0.0g
塩	0.4g	塩	0.1g

正味18g

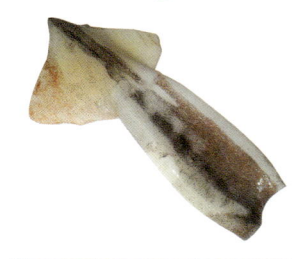

いか

100gあたり		1ぱい300g	
エ	88kcal	エ	198kcal
脂	1.2g	脂	2.7g
コ	270mg	コ	608mg
繊	0.0g	繊	0.0g
塩	0.8g	塩	1.8g

正味225g

たこ(ゆで)

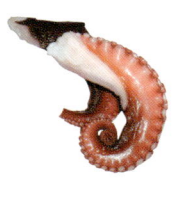

100gあたり		足1本150g	
エ	99kcal	エ	149kcal
脂	0.7g	脂	1.1g
コ	150mg	コ	225mg
繊	0.0g	繊	0.0g
塩	0.6g	塩	0.9g

和牛肩ロース（脂身つき）

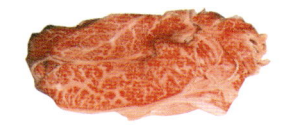

100gあたり		薄切り1枚30g	
エ	411kcal	エ	123kcal
脂	37.4g	脂	11.2g
コ	89mg	コ	27mg
繊	0.0g	繊	0.0g
塩	0.1g	塩	0.0g

和牛ヒレ

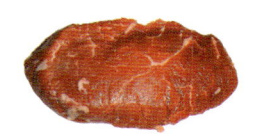

100gあたり		厚切り1枚100g	
エ	223kcal	エ	223kcal
脂	15.0g	脂	15.0g
コ	66mg	コ	66mg
繊	0.0g	繊	0.0g
塩	0.1g	塩	0.1g

和牛バラ

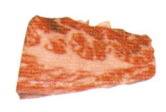

100gあたり		薄切り1枚30g	
エ	517kcal	エ	155kcal
脂	50.0g	脂	15.0g
コ	98mg	コ	29mg
繊	0.0g	繊	0.0g
塩	0.1g	塩	0.0g

牛ひき肉

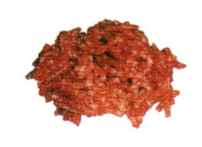

100gあたり		1食分80g	
エ	224kcal	エ	179kcal
脂	15.1g	脂	12.1g
コ	67mg	コ	54mg
繊	0.0g	繊	0.0g
塩	0.1g	塩	0.1g

豚ロース（脂身つき）

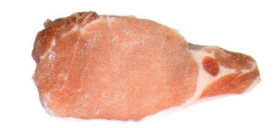

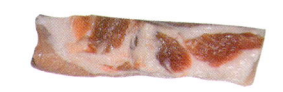

100gあたり		薄切り1枚30g	
エ	263kcal	エ	79kcal
脂	19.2g	脂	5.8g
コ	61mg	コ	18mg
繊	0.0g	繊	0.0g
塩	0.1g	塩	0.0g

豚バラ

100gあたり		薄切り1枚30g	
エ	386kcal	エ	116kcal
脂	34.6g	脂	10.4g
コ	70mg	コ	21mg
繊	0.0g	繊	0.0g
塩	0.1g	塩	0.0g

豚ひき肉

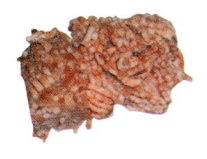

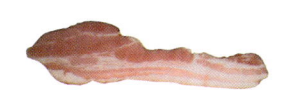

100gあたり		1食分80g	
エ	221kcal	エ	177kcal
脂	15.1g	脂	12.1g
コ	76mg	コ	61mg
繊	0.0g	繊	0.0g
塩	0.1g	塩	0.1g

ベーコン

100gあたり		1枚20g	
エ	405kcal	エ	81kcal
脂	39.1g	脂	7.8g
コ	50mg	コ	10mg
繊	0.0g	繊	0.0g
塩	2.0g	塩	0.4g

ハム

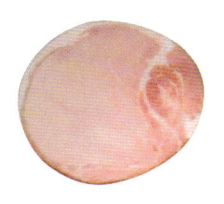

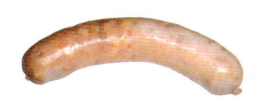

100gあたり		1枚20g	
エ	196kcal	エ	39kcal
脂	13.9g	脂	2.8g
コ	40mg	コ	8mg
繊	0.0g	繊	0.0g
塩	2.5g	塩	0.5g

ソーセージ

100gあたり		1本15g	
エ	321kcal	エ	48kcal
脂	28.5g	脂	4.3g
コ	57mg	コ	9mg
繊	0.0g	繊	0.0g
塩	1.9g	塩	0.3g

鶏もも(皮つき)

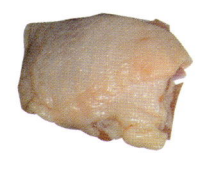

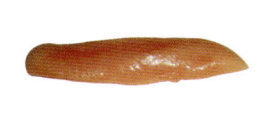

100gあたり		1枚250g	
エ	200kcal	エ	500kcal
脂	14.0g	脂	35.0g
コ	98mg	コ	245mg
繊	0.0g	繊	0.0g
塩	0.1g	塩	0.3g

ささ身

100gあたり		1枚50g	
エ	105kcal	エ	50kcal
脂	0.8g	脂	0.4g
コ	67mg	コ	32mg
繊	0.0g	繊	0.0g
塩	0.1g	塩	0.0g

正味48g

手羽先

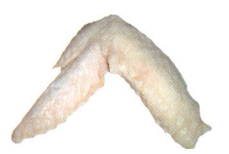

100gあたり		1本35g	
エ	211kcal	エ	40kcal
脂	14.6g	脂	2.8g
コ	120mg	コ	23mg
繊	0.0g	繊	0.0g
塩	0.2g	塩	0.0g

正味19g

鶏ひき肉

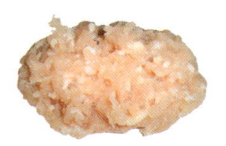

100gあたり		1食分80g	
エ	166kcal	エ	133kcal
脂	8.3g	脂	6.6g
コ	75mg	コ	60mg
繊	0.0g	繊	0.0g
塩	0.2g	塩	0.2g

卵

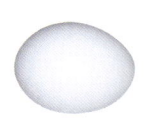

100gあたり		1個60g	
エ	151kcal	エ	77kcal
脂	10.3g	脂	5.3g
コ	420mg	コ	214mg
繊	0.0g	繊	0.0g
塩	0.4g	塩	0.2g

正味51g

豆腐(木綿)

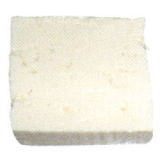

100gあたり		1丁300g	
エ	72kcal	エ	216kcal
脂	4.2g	脂	12.6g
コ	0mg	コ	0mg
繊	0.4g	繊	1.2g
塩	0.0g	塩	0.0g

がんもどき

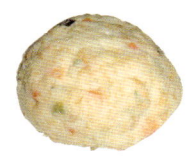

100gあたり	中1個80g
エ 228kcal	エ 182kcal
脂 17.8g	脂 14.2g
コ 微量	コ 微量
繊 1.4g	繊 1.1g
塩 0.5g	塩 0.4g

油揚げ

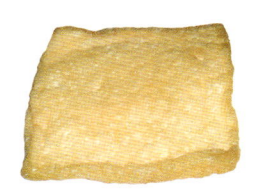

100gあたり	1枚25g
エ 386kcal	エ 97kcal
脂 33.1g	脂 8.3g
コ 微量	コ 微量
繊 1.1g	繊 0.3g
塩 0.0g	塩 0.0g

大豆（水煮缶詰）

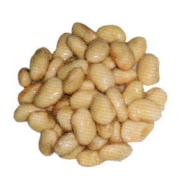

100gあたり	1カップ130g
エ 140kcal	エ 182kcal
脂 6.7g	脂 8.7g
コ 微量	コ 微量
繊 6.8g	繊 8.8g
塩 0.5g	塩 0.7g

キャベツ

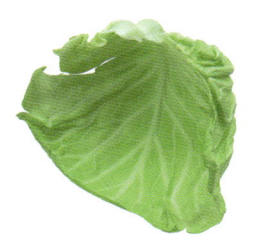

100gあたり	中1枚60g
エ 23kcal	エ 12kcal
脂 0.2g	脂 0.1g
コ 0mg	コ 0mg
繊 1.8g	繊 1.0g
塩 0.0g	塩 0.0g

正味54g

きゅうり

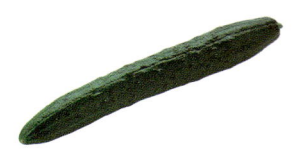

100gあたり		1本100g	
エ	14kcal	エ	14kcal
脂	0.1g	脂	0.1g
コ	0mg	コ	0mg
繊	1.1g	繊	1.1g
塩	0.0g	塩	0.0g

正味98g

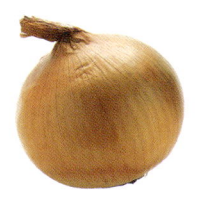

たまねぎ

100gあたり		中1個200g	
エ	37kcal	エ	70kcal
脂	0.1g	脂	0.2g
コ	1mg	コ	2mg
繊	1.6g	繊	3.0g
塩	0.0g	塩	0.0g

正味188g

なす

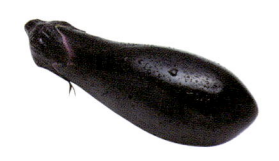

100gあたり		1個70g	
エ	22kcal	エ	14kcal
脂	0.1g	脂	0.1g
コ	1mg	コ	1mg
繊	2.2g	繊	1.4g
塩	0.0g	塩	0.0g

正味63g

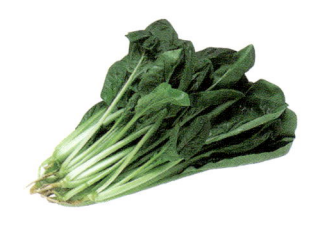

小松菜

100gあたり		1束300g	
エ	14kcal	エ	36kcal
脂	0.2g	脂	0.5g
コ	0mg	コ	0mg
繊	1.9g	繊	4.8g
塩	0.0g	塩	0.0g

正味255g

にんじん

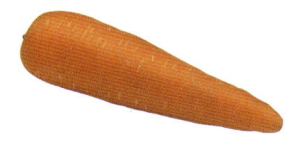

100gあたり		中1本200g	
エ	37kcal	エ	72kcal
脂	0.1g	脂	0.2g
コ	0mg	コ	0mg
繊	2.7g	繊	5.2g
塩	0.1g	塩	0.2g

正味194g

ピーマン

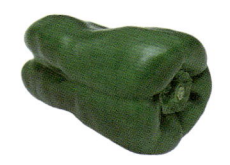

100gあたり		中1個40g	
エ	22kcal	エ	7kcal
脂	0.2g	脂	0.1g
コ	0mg	コ	0mg
繊	2.3g	繊	0.8g
塩	0.0g	塩	0.0g

正味34g

ブロッコリー

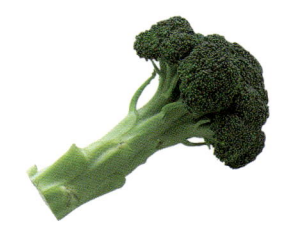

100gあたり		1株200g	
エ	33kcal	エ	33kcal
脂	0.5g	脂	0.5g
コ	0mg	コ	0mg
繊	4.4g	繊	4.4g
塩	0.1g	塩	0.1g

正味100g

トマト

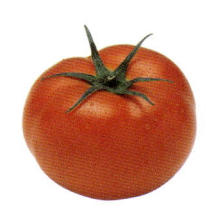

100gあたり		中1個200g	
エ	19kcal	エ	37kcal
脂	0.1g	脂	0.2g
コ	0mg	コ	0mg
繊	1.0g	繊	1.9g
塩	0.0g	塩	0.0g

正味194g

かぼちゃ（西洋）

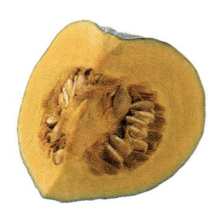

100gあたり		1食120g	
エ	91kcal	エ	98kcal
脂	0.3g	脂	0.3g
コ	0mg	コ	0mg
繊	3.5g	繊	3.8g
塩	0.0g	塩	0.0g

正味108g

じゃがいも

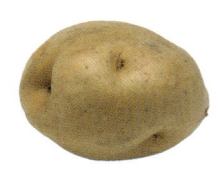

100gあたり		中1個150g	
エ	76kcal	エ	103kcal
脂	0.1g	脂	0.1g
コ	0mg	コ	0mg
繊	1.3g	繊	1.8g
塩	0.0g	塩	0.0g

正味135g

しいたけ

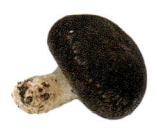

100gあたり		1個15g	
エ	18kcal	エ	2kcal
脂	0.4g	脂	微量
コ	0mg	コ	0mg
繊	3.5g	繊	0.4g
塩	0.0g	塩	0.0g

正味11g

えのきたけ

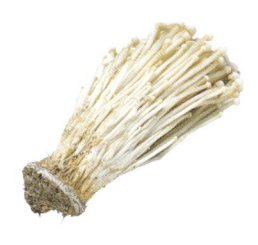

100gあたり		1袋100g	
エ	22kcal	エ	19kcal
脂	0.2g	脂	0.2g
コ	0mg	コ	0mg
繊	3.9g	繊	3.3g
塩	0.0g	塩	0.0g

正味85g

いちご

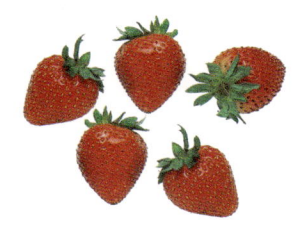

100gあたり		5粒80g	
エ	34kcal	エ	27kcal
脂	0.1g	脂	0.1g
コ	0mg	コ	0mg
繊	1.4g	繊	1.1g
塩	0.0g	塩	0.0g

正味78g

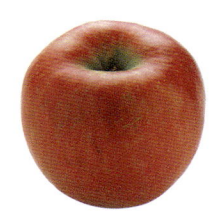

りんご

100gあたり		1個300g	
エ	54kcal	エ	138kcal
脂	0.1g	脂	0.3g
コ	0mg	コ	0mg
繊	1.5g	繊	3.8g
塩	0.0g	塩	0.0g

正味255g

みかん

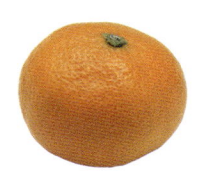

100gあたり		1個100g	
エ	46kcal	エ	37kcal
脂	0.1g	脂	0.1g
コ	0mg	コ	0mg
繊	1.0g	繊	0.8g
塩	0.0g	塩	0.0g

正味80g

バナナ

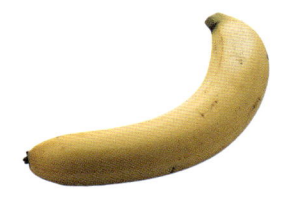

100gあたり		1本150g	
エ	86kcal	エ	77kcal
脂	0.2g	脂	0.2g
コ	0mg	コ	0mg
繊	1.1g	繊	1.0g
塩	0.0g	塩	0.0g

正味90g

ビール（淡色）

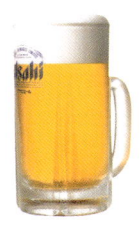

100gあたり		レギュラー1缶353g	
エ	40kcal	エ	141kcal
脂	微量	脂	微量
コ	0mg	コ	0mg
繊	0.0g	繊	0.0g
塩	0.0g	塩	0.0g

写真提供●鮒忠

ワイン（赤）

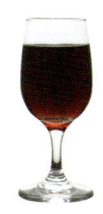

100gあたり		1杯100g	
エ	73kcal	エ	73kcal
脂	微量	脂	微量
コ	0mg	コ	0mg
繊	未測定	繊	未測定
塩	0.0g	塩	0.0g

焼酎（乙）

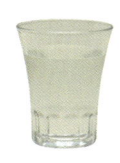

100gあたり		1杯100g	
エ	146kcal	エ	146kcal
脂	0.0g	脂	0.0g
コ	0mg	コ	0mg
繊	0.0g	繊	0.0g
塩	未測定	塩	未測定

清酒（純米酒）

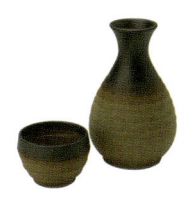

100gあたり		1合180g	
エ	103kcal	エ	185kcal
脂	微量	脂	微量
コ	0mg	コ	0mg
繊	0.0g	繊	0.0g
塩	0.0g	塩	0.0g

「血液サラサラ」にする食習慣のポイント

食生活は、血液をサラサラに保つ重要な要素です。どのような点に注意を払えばよいのか、いくつかポイントを挙げてみましょう。

●適正エネルギーを守ったバランスのよい食事

食べ過ぎによる肥満は、血液サラサラの大敵です。適正エネルギーを超えてエネルギーをとり過ぎれば、不要な脂肪が血液のなかに蓄積され、血液がドロドロになります。140ページに掲載されている「適正エネルギーの求め方」を参照して、自分の適正エネルギーを把握しておきましょう。

また、食べ過ぎばかりでなく、「ごはんばかりでおかずは少し」とか「野菜だけで肉や魚はいっさい口にしない」というような偏食も禁物。いくらエネルギーを抑えても、栄養バランスの悪い食生活では、血液サラサラにはなりません。

●穀類と野菜が中心

食事の基本は「一汁三菜」といわれますが、これは主食であるごはん（穀類）と汁物に、メインのおかずになる主菜（魚や肉、大豆製品など）、サブのおかずになる副菜（野菜やいも類）、それにプラスアルファの副菜（野菜や海藻類）を組み合わせた献立のことをいいます。食事はごはん物をきちんととったうえで、野菜をたっぷりとるのが基本。血液をサラサラにする食事も、同様です。

もちろん、魚や肉、卵などのたんぱく質源も欠かせませんが、これらはあくまで「脇役」と心得て、くれぐれも「主役」にしてしまわないよう注意しましょう。

● **脂質についての注意点**

脂質には、大きく分けて「飽和脂肪酸」と「不飽和脂肪酸」のふたつがあります。

飽和脂肪酸は、おもに肉類の脂肪やバターなどに含まれ、コレステロールや中性脂肪を増やし、血液をドロドロにする原因となります。一方、不飽和脂肪酸は魚や穀類、ナッツ類などに多く、飽和脂肪酸と対照的にコレステロールを減らしたり、血栓を溶かして血液を流れやすくする働きがあります。つまり、血液をサラサラにするには、飽和脂肪酸を控えて不飽和脂肪酸をとるほうがよいのです。

ただし、サラサラ効果をもつ不飽和脂肪酸も、酸化すると体に有害な物質に変化してしまいますので、酸化を抑えるビタミンなどを一緒にとるのがベスト。不飽和脂肪酸を多く含む魚と、酸化を抑えるビタミンなどが豊富な野菜を一緒に食べることは、血液をサラサラにする最強タッグといえます。

● **肉や魚を選ぶときの注意点**

肉は脂肪が多くエネルギーが高いため、とり過ぎれば肥満のもとになりますが、血液をサラサラにする重要な成分も含まれていますので、とらなければ体調を悪くし、健康を損ねる危険性もあります。種類や部位を選んで上手に取り入れたいものです。

たとえば、肉類に含まれる動物性脂肪は、悪玉コレ

ステロールを増やす飽和脂肪酸という物質が多いため、血液のドロドロ化に拍車をかけます。牛肉や豚肉を食べるときは、脂身やバラ肉を控えて赤身肉やヒレを用いるとよいでしょう。また、鶏肉は脂肪分少なめのささ身がおすすめです。

一方、魚は肉に比べて脂肪分もエネルギーも低く、血圧を抑えるさまざまな成分が豊富。とくに、魚に含まれる魚脂にはコレステロールを減らす不飽和脂肪酸が含まれていますので、積極的に取り入れましょう。

● **糖質を控える**

糖質は主食となるごはんやパン、めん類、それに果物などに多く含まれる物で、体を動かすエネルギー源としてとても重要ですが、とり過ぎれば血液中に不要なブドウ糖を蓄積させることになります。蓄積されたブドウ糖はやがて中性脂肪へと変化し、血液をドロドロにしてしまいます。

ですから、主食のごはんやパン、果物、砂糖を多く含む菓子類や清涼飲料水のとり過ぎは要注意。砂糖、バター、卵、小麦粉をふんだんに使ったケーキ類は、血液サラサラの大敵。控えたほうが賢明です。

● **食塩を控える**

食塩は、血液をドロドロにする直接的な原因ではありません。しかし、食塩摂取量の多い食生活は、血圧の上昇を招き、血管に余分な負担をかけることになります。

ドロドロ化した血液によってもろくなっている血管壁にさらなる負担をかけないよう、食塩も控えめを心

がけましょう。1日に男性10g以下、女性8g以下（病気療養中の方は6g未満）が摂取の目安となります。

● **旬の食材を積極的にとる**

たっぷりとりたい野菜ですが、もっというなら、旬の物をたくさん取り入れるのがベストです。なぜなら、旬の野菜は味がよいばかりでなく、栄養価もぐっと高くなるからです。

たとえば、冬のほうれんそうは、土中に蓄えられた養分を時間をかけてたっぷり吸収するため、ビタミンやカロテンなどが豊富。ハウス栽培された物より、栄養価が高まるのです。

それに、旬の野菜は安価でお買得。食卓に四季の彩りをもたらし、滋養もたっぷりの旬野菜は、血液をサラサラにする強い味方です。

血液をサラサラにしてくれる栄養素

では、どのような栄養素が血液サラサラに役立つのか、具体的に見てみましょう。

ビタミンC：善玉コレステロールを増やし、悪玉コレステロールを減らすほか、動脈硬化を促す活性酸素やストレスを取り除く働きもあり、血圧の上昇を抑える。ブロッコリー、赤ピーマンなどに多い。

ビタミンE：脂肪に溶け込んで、脂質の酸化を防ぐと同時に、血管の酸化も抑制する。ビタミンCと組み合わせると、活性酸素を消去する効果も高まる。アボカド、かぼちゃ、ナッツ類などに多い。

このほか、ブドウ糖からエネルギーを作る働きを促

して、血液中に脂質が蓄積されるのを抑えてくれるビタミンB1、体内で発生した過酸化脂質を分解するビタミンB2など、ビタミン類は血液サラサラに欠かせない栄養素ばかり。積極的にとるようにしましょう。

ミネラル：ビタミンと並んで摂取したいのがミネラル。とくに活性酸素を抑えたり、インスリンの働きを助けるマグネシウムや、食塩排泄効果の高いカリウム、高血圧防止に役立つカルシウムは、努めてとりたい成分です。

DHA、IPA（EPA）：おもに青背魚の魚脂に含まれる不飽和脂肪酸で、DHAはコレステロールや中性脂肪を減らす働きが高く、IPAは血栓の生成を抑えて血液をサラサラにします。

食物繊維：水溶性の食物繊維には、余分なコレステロールを排泄する働きがある。また水溶性、不溶性ともに便通を促す効果があるので、有害物質を体外に追い出し、肥満を予防します。

カロテノイド：にんじんのオレンジ色、かぼちゃの黄色など、野菜の色素成分となっている栄養素で、脂質の酸化を抑える力に富む。

ファイトケミカル：野菜の色素や苦味、あくなどに含まれる非栄養素系機能物質。含まれる量は微量だが、ビタミンにも匹敵する活性酸素撃退力があり、血液サラサラ効果が高い。ブルーベリーのアントシアニン、緑茶のカテキン、大豆のイソフラボンなど。

■血液サラサラにする調理のポイント■

●肉類の余分な脂肪を落とす

　肉の脂身は血液をドロドロにする原因のひとつですので、脂身の少ないヒレ肉を用いるのがベストですが、ロースでも白い脂を切り取ってしまえば大丈夫。あるいは湯通し、網焼きなどでも脂肪分がカットできます。また、フッ素樹脂加工のフライパンを使って、しみ出してくる脂をペーパータオルで拭うという手もあります。

●油を使わない調理法

　料理する際、できるだけ油を使わないようにするのも大事なポイント。油を使わない調理法としては、電子レンジを使う、蒸し器を使う、ホイルを使って包み焼きや湯引きにするなどがあります。

　油を使わない料理はパサついて物足りなく感じるかもしれませんが、スパイスやハーブ、ワインやお酒などを用いれば、さっぱりとしたなかにもこくのある味わいに仕上がります。

●使ってもよい脂質

　油を使用するときは、植物性脂質を含む植物油を中心に使いましょう。なかでもおすすめなのは、悪玉コレステロールを減らすうえに、酸化されにくい性質をもつオレイン酸。オレイン酸を含む物には、オリーブ油、なたね油、紅花油などがあります。

●食塩を控える工夫

　血液をサラサラにするには、摂取する食塩量を減ら

すことも大切なポイント。食塩を控えるには、昆布やかつお節、野菜などのだしから出るうまみを利用すること。うまみがかもし出すこくは、食塩に代わる重要な味つけになります。また、香辛料や香味野菜の香り、柑橘類のまろやかな酸味も料理をおいしく演出します。穀物酢、りんご酢、バルサミコ酢なども、料理の隠し味として活躍してくれます。

外食のときの注意点

外食や持ち帰り弁当には、思いのほか多くの糖質、脂質、食塩が含まれています。ここでは、脂質や食塩を控えた外食選びについて考えてみましょう。

●和食がベスト

外食する際は、できるだけ和食を心がけましょう。いちばんのおすすめは焼き魚、煮魚ですが、油分を控えた豚しゃぶ、赤身やいか、たこの刺身などを主菜にしてもよいでしょう。副菜に、納豆、冷や奴、おひたし、酢の物、煮物などを選べば、バランスのよい食事になります。

●丼物より、定食物を

丼物は全般的にごはんが多いので、できれば定食物のほうがおすすめ。また、揚げ物はできるだけ控えたいところです。どうしてもというときは、たれに食塩が多く含まれ、ごはんたっぷりの「天丼」よりは、ごはんが適量で栄養バランスもよい「野菜天ぷら定食」のほうがよいでしょう。揚げ物も、こってりとしたかつ丼よりは、さっぱりと片栗粉だけで揚げた立田揚げ

のほうがおすすめです。

●洋食メニューを食べるなら

　カレーライスやオムライスなど洋食のごはん物を食べるなら、3分の1程度は残すようにしましょう。ちなみにカレーライスは、ビーフよりシーフードのほうが低エネルギーで栄養価も高いのでおすすめです。ハンバーグなら、だいこんおろしや薬味を用いた和風ハンバーグにしましょう。

●ファーストフードは控える

　ハンバーガー、フライドポテト、フライドチキンなど、ファーストフードのメニューは脂質や食塩をたっぷり含んでいます。プラスするメニューも清涼飲料水や甘いお菓子など糖質を含んだ物が揃っていて、血液をドロドロにする危険因子がいっぱい。手軽に食事を済ませられるファーストフードですが、エネルギー量の割には満足感や満腹感は得られず、食べ過ぎてしまうことも多いので、できるだけ避けたほうが賢明です。

　最近では、低エネルギーのお弁当や健康に配慮したヘルシーメニューを提供するお店も増えています。それらを上手に活用して、血液をドロドロにしない、おいしい外食を楽しみましょう。

外食メニューなどに含まれる エネルギー量と食塩量

メニュー名	エネルギー量 (kcal)	食塩相当量 (g)
焼き魚定食	520	4.5
刺身定食	591	6.2
親子丼	649	3.6
天丼	765	3.3
かつ丼	891	5.7
ざるそば	287	2.9
鍋焼きうどん	584	5.6
カレーライス	690	4.0
スパゲティミートソース	600	2.9
ラーメン	452	6.1
チャーハン	578	2.7
ハンバーガー	259	1.5
フライドポテト	215	0.3
フライドチキン	203	1.2
おにぎり（さけ・1個）	164	0.9
手巻寿司（シーチキン・1個）	163	0.9
幕の内弁当	886	3.5
ごぼうサラダ	95	0.8
ツナサラダ	175	1.6

※紹介した数値は平均的な例です。

調味料などに含まれる
エネルギー量・食塩量一覧

	目安量	エネルギー量（kcal）	食塩相当量(g)
食塩	小さじ1(5g)	0	5.0
うすくちしょうゆ	大さじ1(18g)	10	2.9
	小さじ1(6g)	3	1.0
こいくちしょうゆ	大さじ1(18g)	13	2.6
	小さじ1(6g)	4	0.9
甘みそ	大さじ1(16g)	35	1.0
	小さじ1(5g)	11	0.3
辛みそ	大さじ1(16g)	31	2.0
	小さじ1(5g)	10	0.6
砂糖	大さじ1(8g)	31	0.0
	小さじ1(3g)	12	0.0
みりん風調味料	大さじ1(19g)	43	0.0
ウスターソース	大さじ1(16g)	19	1.3
中濃ソース	大さじ1(15g)	20	0.9
オイスターソース	大さじ1(18g)	19	2.1

メーカーや商品によって異なりますので、この数値は目安としてください。

	目安量	エネルギー量（kcal）	食塩相当量(g)
トマトケチャップ	大さじ1 (16g)	19	0.5
フレンチドレッシング	大さじ1 (14g)	57	0.4
和風ドレッシング（ノンオイル）	大さじ1 (16g)	13	1.2
マヨネーズ	大さじ1 (12g)	84	0.2
米酢	大さじ1 (15g)	7	0.0
めんつゆ	大さじ1 (16g)	7	0.5
固形コンソメ	1個 (4g)	9	1.7
カレールウ	1人分 (20g)	102	2.1
サラダ油	大さじ1 (13g)	120	0.0
オリーブ油	大さじ1 (13g)	120	0.0
ごま油	大さじ1 (13g)	120	0.0
バター	1食分 (10g)	75	0.2

●「五訂日本食品標準成分表」を参考に作成しています

標準体重・適正エネルギー量の求め方

【標準体重の求め方】

標準体重(kg)=身長(m)×身長(m)×22

例) 身長170cmの人の場合
1.7(m)×1.7(m)×22≒64 (kg)

【適正エネルギー量の求め方】

標準体重(kg)×体重1kg当たりの必要エネルギー(kcal)

例) 63.5(kg)×25=1,600(kcal/日)
※体重1kg当たりの必要エネルギーは身体活動レベルによって異なります。
・デスクワークが中心の人や主婦:25〜30kcal
・セールスマンや販売員:30〜35kcal
・力仕事など重労働中心の人:35kcal

さくいん

[あ〜お]

あさり 117
あじ 114
あじのコチュジャン煮 30
油揚げ 123
いか 118
いかとセロリのマスタードあえ 40
いちご 127
いろいろきのこの蒸し物 76
いわし 115
いわしのつみれ汁 100
うどん 113
うなぎ 115
えのきたけ 126
えび 118
おにぎり 112
おろしそば 22

[か〜こ]

海藻サラダ 110
かき 118
かきとはくさいの煮物 42
かつお 115
かぼちゃ 126
かぼちゃとツナのレンジ蒸し 52
かゆ 112
がんもどき 123
キウイフルーツのヨーグルトあえ 104
キャベツ 123
牛ひき肉 119
きゅうり 124
きんめだいのちり蒸し 28
グレープフルーツの酢の物 88

クロワッサン 113
玄米のカレーピラフ 18
ごはん 112
小松菜 124
小松菜のからしあえ 26
小松菜の麻婆ソース 56
こんにゃくのみぞれ汁 94

[さ〜そ]

さけ 115
さけとトマトのホイル焼き 36
ささ身 121
ささ身の蒸し焼き きのこソース 44
さつまいもとねぎのみそ汁 96
さといもとねぎの煮物 72
さば 116
さばのごまみそ煮 34
さんま 116
さんまの塩焼き めかぶあえ 32
しいたけ 126
しいたけのガーリックソテー 78
ししゃも 116
じゃがいも 126
じゃがいもの煮物 110
春菊とだいこんのサラダ 60
春菊と焼きしいたけのおろし酢 50
焼酎 128
食パン 113
スパゲティ 114
清酒 128
そうめん 114
ソーセージ 121
そば 114

[た〜と]

たい 116
だいこんとしそのサラダ 70

だいこんのかにあんかけ 64
大豆 123
大豆入り玄米雑炊 20
大豆とねぎの中華風あえ物 84
たこ 118
卵 122
たまねぎ 124
たまねぎとオクラのぽん酢あえ 66
たまねぎのおかかあえ 50
たら 117
中華めん 113
手羽先 122
豆腐 122
豆腐の豆乳鍋 86
トマト 125
トマトサラダ 26
トマトとアンチョビのスパゲティ 24
トマトの白あえ ヨーグルト風味 102
鶏ひき肉 122
鶏もも 121

[**な〜の**]
長いもとかにのゆずサラダ 74
なす 124
にらのおひたし 70
にんじん 125
にんじんのナムル風 62

[**は〜ほ**]
バナナ 127
ハム 121
ピーマン 125
ビール 128
ひじきと野菜のサラダ 82
ひじきのマリネ 102
豚肉と野菜の蒸し煮 46
豚肉のねぎみそ焼き 48

豚バラ 120
豚ひき肉 120
豚ロース 120
ぶり 117
ブロッコリー 125
ブロッコリーとわかめのねぎオイルあえ 58
ベーコン 120
ほうれんそうとたまねぎのミルクスープ 92
ほうれんそうのナッツサラダ 54

[**ま〜も**]
まいたけと水菜のおひたし 80
まぐろ 117
まぐろ山かけサラダ 38
みかん 127
ミックスきのこのミルクみそ汁 98
蒸しりんご 108
もち 112
モロヘイヤの中華風おひたし 90

[**や・ゆ・よ**]
焼きバナナ 106
焼きパプリカのマリネ 90

[**ら〜ろ**]
りんご 127
れんこんといろいろ野菜のマリネ 68

[**わ**]
ワイン 128
和牛肩ロース 119
和牛バラ 119
和牛ヒレ 119

プロフィール
監修●則岡孝子 (のりおか たかこ)

横浜創英短期大学教授、管理栄養士。
岡山県生まれ。女子栄養大学栄養学部卒業。
京浜女子大学講師を経て、1987年まで同大学助教授。その間、東京農業大学大学院でビタミン研究に従事。2003年より現職。東京都予防医学協会の産業栄養指導をつとめるほか、企業の健康管理室、クリニックなどで栄養指導を担当する。日本アルコール医学会評議員。

おもな著書に『必ずやせる「かんてん茶」ダイエット』(マキノ出版)、『血液サラサラに役立つおいしい食べ物』『栄養効果アップの食べ合わせ』『かんたん！　健康生ジュース110』(いずれも同文書院)、共著に『血液がサラサラになる食事と生活』『健康寿命をのばす食事と生活』(ともに幻冬舎)、『体脂肪を減らす本』(主婦と生活社)、『あなたに必要な栄養成分と食べ物』(河出書房新社)、『寒天でやせる！健康になる！』(学習研究社)などがある。『おもいッきりテレビ』(日本テレビ)をはじめテレビ出演も多数。

料理レシピ作成	装丁・本文デザイン
則岡孝子(管理栄養士)	清原一隆
料理制作・スタイリング	執筆協力
澤山律子(栄養士)	門馬説子
料理制作アシスタント	校正
菊池理恵	夢の本棚社
撮影	編集担当
溝口清秀(千代田スタジオ)	篠原要子

動脈硬化や脂質異常症を予防・改善
かんたん！ 血液サラサラメニュー

監 修
則岡孝子

◆

発行者
宇野文博

発行所
株式会社　同文書院
〒112-0002　東京都文京区小石川5-24-3
TEL（03）3812-7777　FAX（03）3812-7792
振替00100-4-1316

◆

印刷
中央精版印刷株式会社
製本
中央精版印刷株式会社

ISBN 978-4-8103-7766-8　Printed in Japan
●乱丁・落丁本はお取り替えいたします。